中国古医籍整理丛书

勿听子俗解
八十一难经

明·熊宗立 著

张 挺 胡冬裴 王颖晓 校注

中国中医药出版社
·北 京·

图书在版编目（CIP）数据

勿听子俗解八十一难经/（明）熊宗立著；张挺，胡冬裴，王
颖晓校注．—北京：中国中医药出版社，2015.12
（中国古医籍整理丛书）
ISBN 978 – 7 – 5132 – 2783 – 4

Ⅰ.①勿…　Ⅱ.①熊…　②张…　③胡…　④王…　Ⅲ.①《难经》–
研究　Ⅳ.①R221.9

中国版本图书馆 CIP 数据核字（2015）第 240580 号

中 国 中 医 药 出 版 社 出 版
北京市朝阳区北三环东路 28 号易亨大厦 16 层
邮政编码　100013
传真　010 64405750
三河鑫金马印装有限公司印刷
各地新华书店经销
*
开本 710×1000　1/16　印张 10.25　字数 54 千字
2015 年 12 月第 1 版　2015 年 12 月第 1 次印刷
书　号　ISBN 978 – 7 – 5132 – 2783 – 4
*
定价　30.00 元
网址　www.cptcm.com

国家中医药管理局
中医药古籍保护与利用能力建设项目
组织工作委员会

主　任　委　员　王国强

副　主　任　委　员　王志勇　李大宁

执　行　主　任　委　员　曹洪欣　苏钢强　王国辰　欧阳兵

执行副主任委员　李　昱　武　东　李秀明　张成博

委　　　员

各省市项目组分管领导和主要专家

（山东省）武继彪　欧阳兵　张成博　贾青顺

（江苏省）吴勉华　周仲瑛　段金廒　胡　烈

（上海市）张怀琼　季　光　严世芸　段逸山

（福建省）阮诗玮　陈立典　李灿东　纪立金

（浙江省）徐伟伟　范永升　柴可群　盛增秀

（陕西省）黄立勋　呼　燕　魏少阳　苏荣彪

（河南省）夏祖昌　刘文第　韩新峰　许敬生

（辽宁省）杨关林　康廷国　石　岩　李德新

（四川省）杨殿兴　梁繁荣　余曙光　张　毅

各项目组负责人

王振国（山东省）　王旭东（江苏省）　张如青（上海市）

李灿东（福建省）　陈勇毅（浙江省）　焦振廉（陕西省）

蔡永敏（河南省）　鞠宝兆（辽宁省）　和中浚（四川省）

前　言

中医药古籍是传承中华优秀文化的重要载体，也是中医学传承数千年的知识宝库，凝聚着中华民族特有的精神价值、思维方法、生命理论和医疗经验，不仅对于传承中医学术具有重要的历史价值，更是现代中医药科技创新和学术进步的源头和根基。保护和利用好中医药古籍，是弘扬中国优秀传统文化、传承中医学术的必由之路，事关中医药事业发展全局。

1949 年以来，在政府的大力支持和推动下，开展了系统的中医药古籍整理研究。1958 年，国务院科学规划委员会古籍整理出版规划小组在北京成立，负责指导全国的古籍整理出版工作。1982 年，国务院古籍整理出版规划小组召开全国古籍整理出版规划会议，制定了《古籍整理出版规划（1982—1990）》，卫生部先后下达了两批 200 余种中医古籍整理任务，掀起了中医古籍整理研究的新高潮，对中医文化与学术的弘扬、传承和发展，发挥了极其重要的作用，产生了不可估量的深远影响。

2007 年《国务院办公厅关于进一步加强古籍保护工作的意见》明确提出进一步加强古籍整理、出版和研究利用，以及

"保护为主、抢救第一、合理利用、加强管理"的方针。2009年《国务院关于扶持和促进中医药事业发展的若干意见》指出，要"开展中医药古籍普查登记，建立综合信息数据库和珍贵古籍名录，加强整理、出版、研究和利用"。《中医药创新发展规划纲要（2006—2020）》强调继承与创新并重，推动中医药传承与创新发展。

2003～2010年，国家财政多次立项支持中国中医科学院开展针对性中医药古籍抢救保护工作，在中国中医科学院图书馆设立全国唯一的行业古籍保护中心，影印抢救濒危珍本、孤本中医古籍1640余种；整理发布《中国中医古籍总目》；遴选351种孤本收入《中医古籍孤本大全》影印出版；开展了海外中医古籍目录调研和孤本回归工作，收集了11个国家和2个地区137个图书馆的240余种书目，基本摸清流失海外的中医古籍现状，确定国内失传的中医药古籍共有220种，复制出版海外所藏中医药古籍133种。2010年，国家财政部、国家中医药管理局设立"中医药古籍保护与利用能力建设项目"，资助整理400余种中医药古籍，并着眼于加强中医药古籍保护和研究机构建设，培养中医古籍整理研究的后备人才，全面提高中医药古籍保护与利用能力。

在此，国家中医药管理局成立了中医药古籍保护和利用专家组和项目办公室，专家组负责项目指导、咨询、质量把关，项目办公室负责实施过程的统筹协调。专家组成员对古籍整理研究具有丰富的经验，有的专家从事古籍整理研究长达70余年，深知中医药古籍整理研究的重要性、艰巨性与复杂性，履行职责认真务实。专家组从书目确定、版本选择、点校、注释等各方面，为项目实施提供了强有力的专业指导。老一辈专家的学术水平和智慧，是项目成功的重要保证。项目承担单位山东中医药大学、南京中医药大学、上海中医药大学、福建中医药大学、浙江省中医药研究院、陕西省中医药研究院、河南省中医药研究院、辽宁中医药大学、成都中医药大学及所在省市中医药管理部门精心组织，充分发挥区域间互补协作的优势，并得到承担项目出版工作的中国中医药出版社大力配合，全面推进中医药古籍保护与利用网络体系的构建和人才队伍建设，使一批有志于中医学术传承与古籍整理工作的人才凝聚在一起，研究队伍日益壮大，研究水平不断提高。

本着"抢救、保护、发掘、利用"的理念，该项目重点选择近60年未曾出版的重要古医籍，综合考虑所选古籍的保护价值、学术价值和实用价值。400余种中医药古籍涵盖了医经、基础理论、诊法、伤寒金匮、温病、本草、方书、内科、外科、女科、儿科、伤科、眼科、咽喉口齿、针灸推拿、养生、医案医话医论、医史、临证综合等门类，跨越唐、宋、金元、明以迄清末。全部古籍均按照项目办公室组织完成的行业标准《中医古籍整理规范》及《中医药古籍整理细则》进行整理校注，绝大多数中医药古籍是第一次校注出版，一批孤本、稿本、抄本更是首次整理面世。对一些重要学术问题的研究成果，则集中收录于各书的"校注说明"或"校注后记"中。

"既出书又出人"是本项目追求的目标。近年来，中医药古籍整理工作形势严峻，老一辈逐渐退出，新一代普遍存在整理研究古籍的经验不足、专业思想不坚定等问题，使中医古籍整理面临人才流失严重、青黄不接的局面。通过本项目实施，搭建平台，完善机制，培养队伍，提升能力，经过近5年的建设，锻炼了一批优秀人才，老中青三代齐聚一堂，有效地稳定了研究队伍，为中医药古籍整理工作的开展和中医文化与学术的传承提供必备的知识和人才储备。

本项目的实施与《中国古医籍整理丛书》的出版，对于加强中医药古籍文献研究队伍建设、建立古籍研究平台，提高古籍整理水平均具有积极的推动作用，对弘扬我国优秀传统文化，推进中医药继承创新，进一步发挥中医药服务民众的养生保健与防病治病作用将产生深远影响。

第九届、第十届全国人大常委会副委员长许嘉璐先生，国家卫生计生委副主任、国家中医药管理局局长、中华中医药学会会长王国强先生，我国著名医史文献专家、中国中医科学院马继兴先生在百忙之中为丛书作序，我们深表敬意和感谢。

由于参与校注整理工作的人员较多，水平不一，诸多方面尚未臻完善，希望专家、读者不吝赐教。

国家中医药管理局中医药古籍保护与利用能力建设项目办公室

二〇一四年十二月

许 序

　　"中医"之名立，迄今不逾百年，所以冠以"中"字者，以别于"洋"与"西"也。慎思之，明辨之，斯名之出，无奈耳，或亦时人不甘泯没而特标其犹在之举也。

　　前此，祖传医术（今世方称为"学"）绵延数千载，救民无数；华夏屡遭时疫，皆仰之以度困厄。中华民族之未如印第安遭染殖民者所携疾病而族灭者，中医之功也。

　　医兴则国兴，国强则医强。百年运衰，岂但国土肢解，五千年文明亦不得全，非遭泯灭，即蒙冤扭曲。西方医学以其捷便速效，始则为传教之利器，继则以"科学"之冕畅行于中华。中医虽为内外所夹击，斥之为蒙昧，为伪医，然四亿同胞衣食不保，得获西医之益者甚寡，中医犹为人民之所赖。虽然，中国医学日益陵替，乃不可免，势使之然也。呜呼！覆巢之下安有完卵？

　　嗣后，国家新生，中医旋即得以重振，与西医并举，探寻结合之路。今也，中华诸多文化，自民俗、礼仪、工艺、戏曲、历史、文学，以至伦理、信仰，皆渐复起，中国医学之兴乃属必然。

迄今中医犹为国家医疗系统之辅，城市尤甚。何哉？盖一则西医赖声、光、电技术而于20世纪发展极速，中医则难见其进。二则国人惊羡西医之"立竿见影"，遂以为其事事胜于中医。然西医已自觉将入绝境：其若干医法正负效应相若，甚或负远逾于正；研究医理者，渐知人乃一整体，心、身非如中世纪所认定为二对立物，且人体亦非宇宙之中心，仅为其一小单位，与宇宙万象万物息息相关。认识至此，其已向中国医学之理念"靠拢"矣，虽彼未必知中国医学何如也。唯其不知中国医理何如，纯由其实践而有所悟，益以证中国之认识人体不为伪，亦不为玄虚。然国人知此趋向者，几人？

国医欲再现宋明清高峰，成国中主流医学，则一须继承，一须创新。继承则必深研原典，激清汰浊，复吸纳西医及我藏、蒙、维、回、苗、彝诸民族医术之精华；创新之道，在于今之科技，既用其器，亦参照其道，反思己之医理，审问之，笃行之，深化之，普及之，于普及中认知人体及环境古今之异，以建成当代国医理论。欲达于斯境，或需百年欤？予恐西医既已醒悟，若加力吸收中医精粹，促中医西医深度结合，形成21世纪之新医学，届时"制高点"将在何方？国人于此转折之机，能不忧虑而奋力乎？

予所谓深研之原典，非指一二习见之书、千古权威之作；就医界整体言之，所传所承自应为医籍之全部。盖后世名医所著，乃其秉诸前人所述，总结终生行医用药经验所得，自当已成今世、后世之要籍。

盛世修典，信然。盖典籍得修，方可言传言承。虽前此50余载已启医籍整理、出版之役，惜旋即中辍。阅20载再兴整理、出版之潮，世所罕见之要籍千余部陆续问世，洋洋大观。

今复有"中医药古籍保护与利用能力建设"之工程，集九省市专家，历经五载，董理出版自唐迄清医籍，都400余种，凡中医之基础医理、伤寒、温病及各科诊治、医案医话、推拿本草，俱涵盖之。

噫！璐既知此，能不胜其悦乎？汇集刻印医籍，自古有之，然孰与今世之盛且精也！自今而后，中国医家及患者，得览斯典，当于前人益敬而畏之矣。中华民族之屡经灾难而益蕃，乃至未来之永续，端赖之也，自今以往岂可不后出转精乎？典籍既蜂出矣，余则有望于来者。

谨序。

第九届、十届全国人大常委会副委员长

许嘉璐

二〇一四年冬

王 序

中医学是中华民族在长期生产生活实践中，在与疾病作斗争中逐步形成并不断丰富发展的医学科学，是中国古代科学的瑰宝，为中华民族的繁衍昌盛作出了巨大贡献，对世界文明进步产生了积极影响。时至今日，中医学作为我国医学的特色和重要医药卫生资源，与西医学相互补充、相互促进、协调发展，共同担负着维护和促进人民健康的任务，已成为我国医药卫生事业的重要特征和显著优势。

中医药古籍在存世的中华古籍中占有相当重要的比重，不仅是中医学术传承数千年最为重要的知识载体，也是中医为中华民族繁衍昌盛发挥重要作用的历史见证。中医药典籍不仅承载着中医的学术经验，而且蕴含着中华民族优秀的思想文化，凝聚着中华民族的聪明智慧，是祖先留给我们的宝贵物质财富和精神财富。加强对中医药古籍的保护与利用，既是中医学发展的需要，也是传承中华文化的迫切要求，更是历史赋予我们的责任。

2010 年，国家中医药管理局启动了中医药古籍保护与利用能力建设项目。这既是传承中医药的重要工程，也是弘扬优秀民族文化的重要举措，不仅能够全面推进中医药的有效继承和创新发展，为维护人民健康做出贡献，也能够彰显中华民族的璀璨文化，为实现中华民族伟大复兴的中国梦作出贡献。

相信这项工作一定能造福当今，嘉惠后世，福泽绵长。

国家卫生与计划生育委员会副主任

国家中医药管理局局长

中华中医药学会会长

王国强

二〇一四年十二月

马 序

　　新中国成立以来，党和国家高度重视中医药事业发展，重视古籍的保护、整理和研究工作。自 1958 年始，国务院先后成立了三届古籍整理出版规划小组，分别由齐燕铭、李一氓、匡亚明担任组长，主持制订了《整理和出版古籍十年规划（1962—1972）》《古籍整理出版规划（1982—1990）》《中国古籍整理出版十年规划和"八五"计划（1991—2000）》等，而第三次规划中医药古籍整理即纳入其中。1982 年 9 月，卫生部下发《1982—1990 年中医古籍整理出版规划》，1983 年 1 月，中医古籍整理出版办公室正式成立，保证了中医古籍整理出版规划的实施。2002 年 2 月，《国家古籍整理出版"十五"（2001—2005）重点规划》经新闻出版署和全国古籍整理出版规划领导小组批准，颁布实施。其后，又陆续制定了国家古籍整理出版"十一五"和"十二五"重点规划。国家财政多次立项支持中国中医科学院开展针对性中医药古籍抢救保护工作，文化部在中国中医科学院图书馆专门设立全国唯一的行业古籍保护中心，国家先后投入中医药古籍保护专项经费超过 3000 万元，影印抢救濒危珍、善、孤本中医古籍 1640 余种，开展了海外中医古籍目录调研和孤本回归工作。2010 年，国家财政部、国家中医药管理局安排国家公共卫生专项资金，设立了"中医药古籍保护与利用能力建设项目"，这是继 1982～1986 年第一批、第二批重要中医药古籍整理之后的又一次大规模古籍整理工程，重点整理新中国成立后未曾出版的重要古籍，目标是形成并普及规范的通行本、传世本。

为保证项目的顺利实施，项目组特别成立了专家组，承担咨询和技术指导，以及古籍出版之前的审定工作。专家组中的许多成员虽逾古稀之年，但老骥伏枥，孜孜不倦，不仅对项目进行宏观指导和质量把关，更重要的是通过古籍整理，以老带新，言传身教，培养一批中医药古籍整理研究的后备人才，促进了中医药古籍保护和研究机构建设，全面提升了我国中医药古籍保护与利用能力。

作为项目组顾问之一，我深感中医药古籍保护、抢救与整理工作的重要性和紧迫性，也深知传承中医药古籍整理经验任重而道远。令人欣慰的是，在项目实施过程中，我看到了老中青三代的紧密衔接，看到了大家的坚持和努力，看到了年轻一代的成长。相信中医药古籍整理工作的将来会越来越好，中医药学的发展会越来越好。

欣喜之余，以是为序。

中国中医科学院研究员

马继兴

二〇一四年十二月

校注说明

《勿听子俗解八十一难经》成书于明正统三年（1438），刊于明成化八年（1472），是明代较有成就的《难经》注本之一。1536年，日本人谷野一柏翻刻了该书。目前国内未见原刻本，现日本早稻田大学图书馆、北京大学图书馆、中国中医科学院图书馆、上海医学会图书馆均藏有日本宽永四年（1627）翻刻的明成化八年鳌峰中和堂本。日本早稻田大学图书馆、中国中医科学院图书馆所藏本卷首1卷为"新编俗解八十一难经图"，共绘有图表28幅；正文6卷。北京大学图书馆、上海医学会图书馆所藏本只有正文6卷。上述图书馆所藏之正文6卷在内容及格式上完全相同。中国国家图书馆藏有明刻本，从版本附注的情况来看，与上述版本不同，但因该善本因故而未能得见。

《难经》是中医学经典著作之一，为中医从业者必读之书。熊氏编撰的《勿听子俗解八十一难经》，用通俗的语言解析《难经》，或图文互参，或引经据典，或结合己见，使《难经》的精义通俗生动地展示在后人面前，实为学习和研究《难经》的一本有价值的参考书。

本次校注以中国中医科学院图书馆所藏日本翻刻明成化八年鳌峰中和堂本为底本。他校本有：《王翰林集注八十一难经》（简称《难经集注》），1999年日本大东文化大学科学研究所据日本庆安五年五村市兵卫刻本影印，《难经本义》明万历二十九年辛丑新安吴勉学《古今医统正脉全书》校刻本；《重广补注黄帝内经素问》（简称《素问》），明嘉靖二十九年庚戌武陵顾从德翻宋刻本；《灵枢经》（简称《灵枢》），明嘉靖间赵康王朱厚煜赵府居敬堂刻本；《伤寒论》，明万历二十七年己亥海虞赵开美刻本；《脉经》，明嘉靖间佚名氏据南宋嘉定十年丁丑何大任翻刻本。

本次校注原则如下：

1. 凡底本明显有误，据他校本改正并出注。

2. 底本显系有误者，根据本校、理校改正，并出校记。

3. 原文为繁体竖排，现均改为简体横排。

4. 在原刻本中，《难经》的正文为顶格排列，校注时以黑体字予以区别。原书在解释《难经》图时，部分穴位名为黑体字，现予以保留。

5. 书中异体字、俗字、古字径改不出注。

6. 原书图表中的文字繁体字改为简体。为阅读方便，对全书目录重新编排，或据目录标题删除了原书中"新编俗解八十一难经图要目录"。图注文字有漫漶不清处以虚阙号"□"代替。

序

　　《素问》《灵枢》，医之大经法，诊候证治，悉有枢机。然其经旨幽深，不无疑难，赖扁鹊之圣，重而明之，设以问答，发为八十一难。辞意周密，法理玄微，后世医乃大备。若此经不作，虽千万世，使医之道犹触途冥行。此经既作，则部候虚实，显然分明。脏腑邪变，罔能闲隐；井荥得穴，经络有归。启迪后人，何其幸欤！自是以来，注家相踵，繁简醇疵，或有遗憾。余遂从其俗解，间有是与不是，望高明君子订而正之，使初学蒙士①，或有取焉。因题于此，以志岁月云。

---

　　①　蒙士：浅学无知之士。
　　②　人日：指阴历正月初七。古代相传农历正月初一为鸡日，初二为狗日，初三为猪日，初四为羊日，初五为牛日，初六为马日，初七为人日。

序

一

目 录

新刊八十一难经纂图隐括①

《素问》曰：经脉一周于身，凡长十六丈二尺，呼吸脉各再动，定息脉又一动，则五动，计二百七十定息。气可环周，然尽五十营以一万三千五百定息，则气都行八百一十丈，如是则应天常度数，脉气无太过不及，气象平调，故曰平人②。

一难经脉荣卫周天度数之图

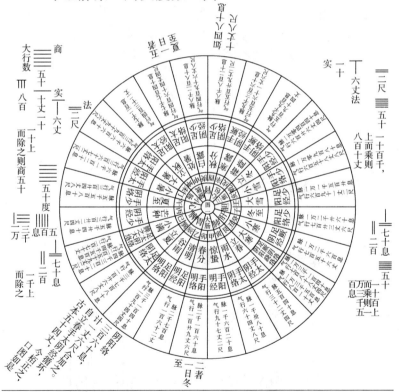

---

① 新刊八十一难经纂图隐括：卷首页为"勿听子俗解八十一难经图"，卷尾为"难经图说"。

② 经脉一周于身……故曰平人：此段为《素问·平人气象论》"平人"王冰注文。

二难脉有尺寸之图

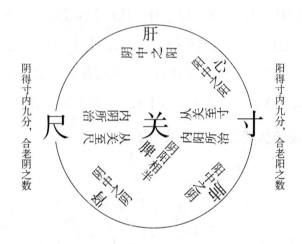

阳得寸内九分，合老阳之数

阴得寸内九分，合老阴之数

三难关格覆溢之图

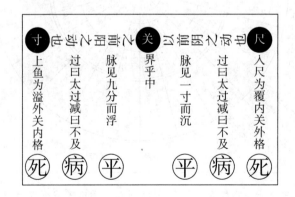

四难脉有阴阳之图

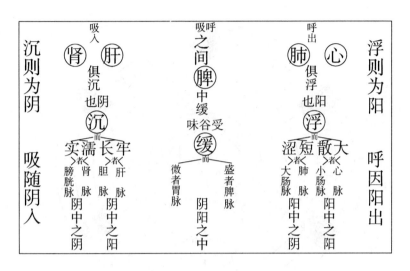

五难脉有轻重等第图

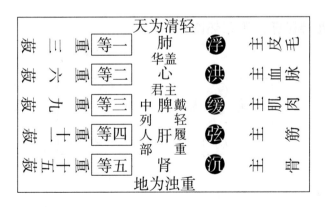

七难六气王脉图

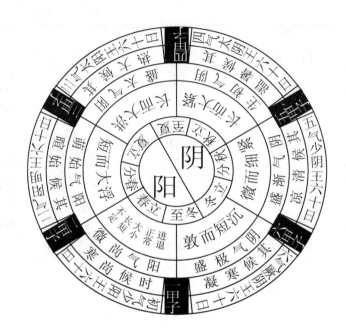

九难脏腑阴阳寒热图

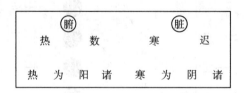

十难五邪十变刚柔之图

十难五邪十变刚柔之图											
刚	心脉	肝脉	肾脉	肺脉	脾脉	柔	心脉	肝脉	肾脉	肺脉	脾脉
正邪	洪其（心邪自干心）	弦其（肝邪自干肝）	沉其（肾邪自干肾）	浮其（肺邪自干肺）	缓其（脾邪自干脾）	正邪	微洪（小肠邪）	微弦（胆邪自）	微沉（膀胱邪自）	微浮（大肠邪）	微缓（胃邪自）
微邪	浮其（肺邪干心）	缓其（脾邪干肝）	洪其（心邪干肾）	弦其（肝邪干肺）	沉其（肾邪干脾）	微邪	微浮（大肠邪干小肠）	微缓（胃邪干胆）	微洪（小肠邪干膀胱）	微弦（胆邪干大肠）	微沉（膀胱邪干胃）
虚邪	弦其（肝邪干心）	沉其（肾邪干肝）	浮其（肺邪干肾）	缓其（脾邪干肺）	洪其（心邪干脾）	虚邪	微弦（胆邪干小肠）	微沉（膀胱邪干胆）	微浮（大肠邪干膀胱）	微缓（胃邪干大肠）	微洪（小肠邪干胃）
实邪	缓其（脾邪干心）	洪其（心邪干肝）	弦其（肝邪干肾）	沉其（肾邪干肺）	浮其（肺邪干脾）	实邪	微缓（胃邪干小肠）	微洪（小肠邪干胆）	微弦（胆邪干膀胱）	微沉（膀胱邪干大肠）	微浮（大肠邪干胃）
贼邪	沉其（肾邪干心）	浮其（肺邪干肝）	缓其（脾邪干肾）	洪其（心邪干肺）	弦其（肝邪干脾）	贼邪	微沉（膀胱邪干小肠）	微浮（大肠邪干胆）	微缓（胃邪干膀胱）	微洪（小肠邪干大肠）	微弦（胆邪干胃）

十一难五脏止脉之图

经脉日夜营环五脏，周而复始，虽至五十动无止脉，五脏皆受气，故无病也。一乃数之始，十乃数之极，五脏各得十数之极，是五十动而不见止者，平脉也。

举肾之一脏无气为例

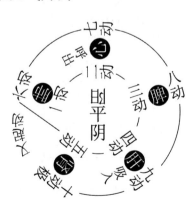

呼出心与肺，呼因阳出也。吸入肾与肝，吸随阴入。今吸不至肾，至肝而还，只循四脏，周而复始，所以四脏动脉皆至十之极数，则是四十动之后见止脉者，肾脏无气也。

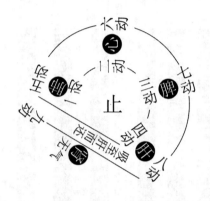

十三难色脉相胜相生图

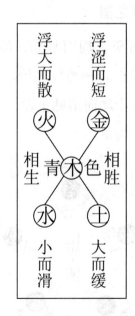

十四难损至脉图

经难　　　　　　　　　　　　　诀脉

命绝　　至　二十　息　一　　魂绝

死　　　至　十　　息　一　　归曰

夺精　　至　八　　息　一　　脱肉

离经　　至　六　　息　一　　数如

不损者从　　　　生　至　　　从者至太
及脉曰下　　　曰（平）至　　上为脉过
　　　　　　　　生

离经　　至　一　　呼　一　　败

夺精　　至　一　　息　一　　无魂

死　　　至　一吸一呼二　　　死

命绝　　至　一　　息　两　　至

十五难四时胃气之图

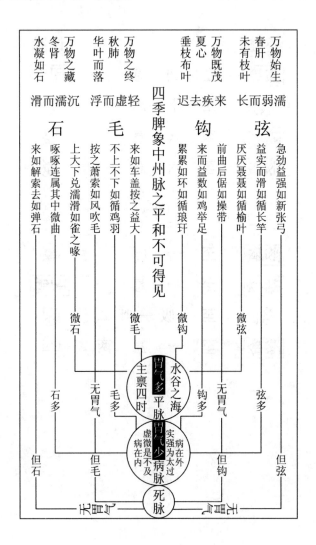

五脏主属之图

十三难、十五难、十六难、三十四难同看此图局。

五脏病证积气死证之图

二十四难、七十五难同看。

之图 死证	积气	病证				五脏
死	积	病				
舌卷筋缩	肥气	大便闭	四肢急	急瘛瘲	气逆筋	肝
面色如惊	伏梁	干呕	口干	心痛	烦热	心
唇反肉胀	痞气	食喜味	胀满不	收惰息	四肢不	脾
皮枯毛折	息贲	咳嗽	恶寒	喜嚏	喘	肺
骨枯发焦	奔豚	足胫冷	小腹急	利大瘕	逆气泄	肾
二十四难、七十五难同看						

			图之属主脏五		
肾	肺	脾	心	肝	
北 坎	西 兑	央中 坤寄	南 离	东 震	方位
水	金	土	火	木	属
液	声	味	臭	色	主
呻	哭	歌	言	呼	声
黑	白	黄	赤	青	色
腐	腥	香	焦	臊	臭
咸	辛	甘	苦	酸	味
唾	涕	涎	汗	泣	液
恐	悲	思	笑	怒	志
慄	咳	哕	忧	握	变
志精	魄	智意	神	血充	藏
寒	燥	湿	热	风	恶
骨	毛皮	肉肌	脉血	筋	主
耳	鼻	口	舌	目	窍
一	四	五	二	三	数生
六	九	十	七	八	数成
十三难、十五难、三十六难、十四难同看此图局					

十八难脉有三部四经五行相生图

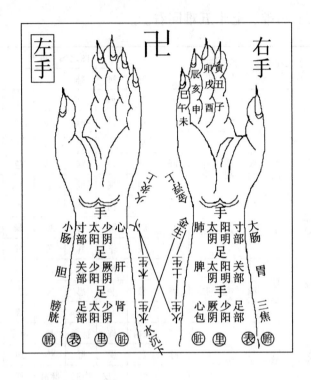

十八难三部九候之图

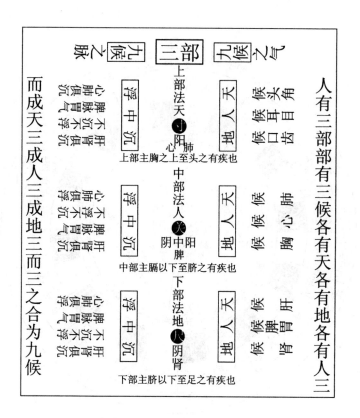

人有三部部有三候各有天各有地各有人三

九候之气

候头角
候耳目齿
候口

候胸
候心肺

候脐
候脾胃肝
候肾

地人天
地人天
地人天

三部

上部法天 心肺
上部主胸之上至头之有疾也

中部法人 阴中阳脾
中部主膈以下至脐之有疾也

下部法地 阴肾
下部主脐以下至足之有疾也

九候
浮中沉

九候之脉

而成天三成人三成地三而三之合为九候

十九难男女脉有相反之图

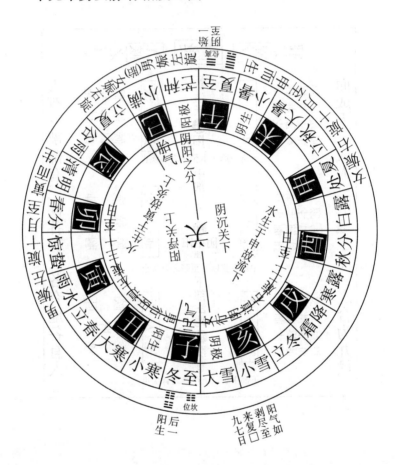

　　天一生水，元气在子，故男子生于寅，寅至子，三阳全也。女子生于申，申至午，三阴全也。火生寅，性炎上，故男脉在关上。水生申，性流下，故女脉在关下。是故男子尺脉常弱，女子尺脉常盛。反者男得女脉为不足，女得男脉为太过。左得之病在左，右得之病在右，太过病在四肢，不及病在内。

二十三难经脉丈尺数之图

《素问》曰：日行一舍者，一舍一周八分充三段，各次第加则图之三段相合未之五十周，与十分身之四相合也，一舍一周图①。（1）一舍（Ⅰ）一周（Ⅲ）八分。

《灵枢》曰：日三刻与七分刻之四，盖三刻四分充二十八则昼夜百刻水下数也②。

图 之 数 尺 丈 脉 经 难 三 十 二

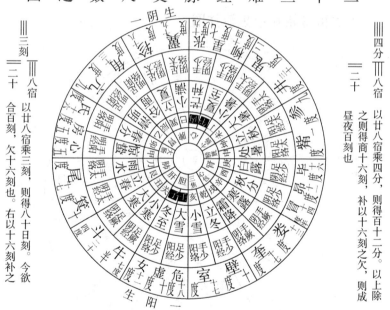

《素问》曰：从房至毕十四宿，水下五十刻，半日之度也，为阳；从昂至心十四宿，水下五十刻，终日之度也，为阴。阳主昼，阴主夜。凡日行一舍，故水下三刻七

---

① 日行一舍者……一舍一周图：语出《灵枢·卫气行》。
② 日三刻……水下数也：语见《灵枢·卫气行》。

分刻之数。

周天二十八宿三十六分。人气行一周天，凡一千八分。周身十六丈二尺，以应二十八宿，合漏水百刻，都行八百一十丈。《素问》曰：日行一舍，人气行于身一周，与十分身之八；日行二舍，人气行于身三周，与十分身之六；日行三舍，人气行于身五周，与十分身之四。凡日行二十八舍，人气则亦行于身五十周，与十分身之四也①。

天文宿度始从中焦流注图

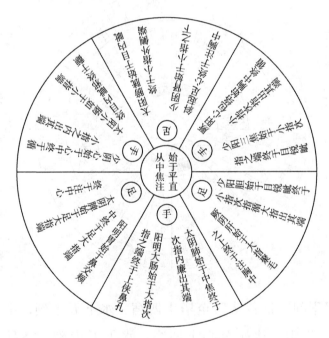

此图当与第一难相参看。

---

① 日行一舍……十分身之四也：语本《灵枢·卫气行》。

经脉流注图说

经脉行血气，通阴阳，以荣于身。每平旦始从中焦注于手太阴，转相灌注，循环无端，复朝会于右手寸口太渊，以处百病，以决生死也。

二十八难奇经八脉穴法图

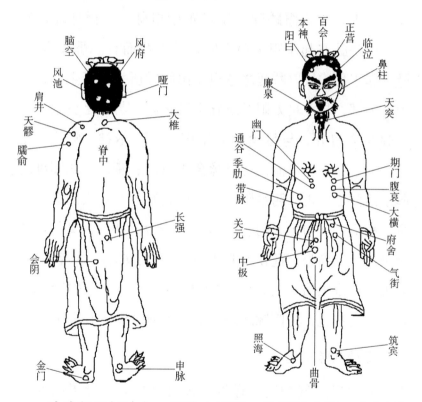

冲脉起于气冲穴，至胸中而散，为阴脉之海。《内经》作"并足少阴之经①"。按：冲脉行乎幽门通谷而上，皆少阴也，当从《内经》。此督脉、任脉、冲脉三脉皆起于会

---

① 并足少阴之经：语出《灵枢·逆顺肥瘦》。

阴，盖一源而分三歧也。**督脉**为阳脉之海，其脉起下极之俞，由会阴历长强，循脊中，上行至大椎与手足三阳脉之交会，上至哑门①与阳维会，至百会与大肠交会，下至鼻柱人中与阳明交会。**任脉**起于中极之下曲骨穴，任犹妊也，为人生养之本。**带脉**起于季胁下一寸八分，回身一周，如束带然。**阳跷**脉起于足跟中申脉穴，循外踝而行也。**阴跷**脉亦起于跟中照海穴，循内踝而行。跷者捷也。脉皆起于足，故取跷捷之意也。**阳维**脉所发别于金门，以阳交为郄，与手足太阳及跷脉会于臑腧，与手足少阳会于天髎及会肩井，与足少阳会于阳白，上本神、临泣、正营、脑空，下至风池，与督脉会于风府、哑门，此阳维之起于诸阳之会也。**阴维**阴维之郄曰筑宾，与足太阴会于腹哀、大横，又与足太阴、厥阴会于府舍、期门，又与任脉会于天突、廉泉。此阴维脉起于诸阴之交也。维者络也。阳维、阴维维络一身，为阴阳之维纲也。前所谓督脉者，督之为言都也，为阳脉之海，所以都纲以督乎阳脉也。

奇经八脉主病歌

冲为里急气冲胸，脊强须知督脉中。任脉男疝女瘕聚，带填腹满体溶溶。阴跷为病阴偏急，阳跷因而阳急同。缓急阴阳何处是，跷之内外可寻踪。病在阳维苦寒

---

① 哑门：失语病，哑。《国语·晋语四》："瘖不可使言"。韦昭注："瘖，不能言者。"

热，阴维心痛是其宗。阴阳不自维持者，怅然失志与溶溶。

三十难荣卫清浊升降图

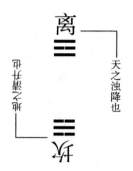

经云：地气上为云，天气下为雨，雨出地气，云出天气①，此之谓也。

清者，体之上也，阳也，火也。离中之‒‒阴降，故午后一阴生，即心之生血也，故清气为荣。天之清不降，天之浊能降，为六阴驱②而使之下也。云清气者，总离之体而言之。

浊者，体之下也，阴也，水也。坎中之‒阳升，故子后一阳生，即肾之生气也，故浊气为卫。地之浊不升，地之清能升，为六阳举而使之上也。云浊气者，采坎之体而言之。

---

① 地气上为云……云出天气：语见《素问·阴阳应象大论》。
② 驱：通"驱"。唐·孟浩然《唐城馆中早发寄杨使君》："犯霜驱晓驾，数里见唐城。"

三十一难三焦之图

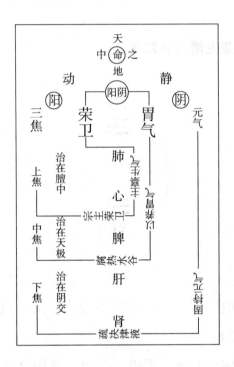

三焦者无形状，所禀所生则元气、胃气而已，故云水谷之道路，气之所终始也，其府在气冲。

三十三难肝肺色象浮沉之图

金得水而沉象辛，商也。释其微阴，其意乐火白，丙之柔，婚而就火，行阳道多肺得水而浮

木得水而浮象乙，角也。青，庚之柔，释其微阳，其意乐金吸其微阴，行阴道多肝得水而沉

四十九难五邪图

举心为例。第十难同。

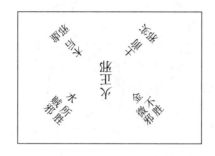

五十三难七传间脏之图

七传者，传所胜。脏病难治。举心为例。

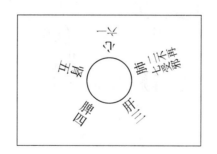

间脏者，传所生。腑病易治。

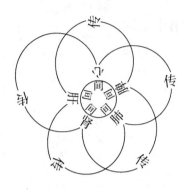

五十五难积气图

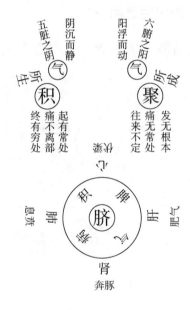

假如心积曰伏梁，因秋庚辛日得，肾病传心，心当传肺，肺秋适王不受邪，心欲还肾，肾不肯受，留结成积。余脏仿此推。

六十七难阴募阳俞图

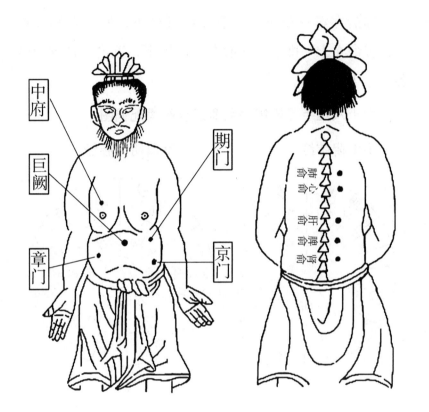

五脏之募在腹

　　肺募中府二穴，在胸中两旁相去六寸，云门下一寸，乳上三肋间动脉陷中。心募巨阙一穴，在鸠尾下一寸。脾募章门二穴，在季肋直脐。肝募期门二穴，在不容两旁各一寸五分。又云乳直下一寸半。肾募京门二穴，在腰间季肋。

五脏之俞在背

肺俞在第三椎下，心俞在第五椎下，肝俞在第九椎下，脾俞在十一椎下，肾俞在十四椎下，五俞皆挟脊两旁各一寸半，二六。

六十八难手足阴阳井荥俞经合刚柔配偶图

手太阴肺经　　　　　　　手阳明大肠经

手太阴肺之经，起于**少商**，穴在手大指内侧，去爪甲角是也。终于中府，穴在云门下一寸，乳上三肋间是也。**鱼际**，穴在手大指本节后内侧散脉中。**太渊**，穴在掌后陷中。**经渠**，穴在寸口陷中。**尺泽**，穴在肘中后上两筋动脉中。

手阳明大肠经，起于**商阳**，穴在手大指次指之侧，去爪甲角如韭叶是也。终于迎香，穴在鼻孔旁禾髎上是也。**二间**，在手大指次指本节前内侧陷中。**三间**，在手大指次指后内侧陷中。**合谷,**在手大指次指歧骨间陷中。**阳溪,**在腕中上侧两筋骨陷中。**曲池,**穴在肘外辅骨屈肘曲中。

| 手少阴心经 | 手太阳小肠经 |

手少阴真心之经,起于**少冲,**穴在手小指内侧,去爪甲如韭叶是也。终于极泉,穴在腋下筋间动脉。**少府,**穴在手小指本节后陷中。**神门,**穴在掌后兑骨端陷中。**灵道,**穴在掌后寸半。**少海,**穴在肘内廉节后。

〔按〕《灵枢经》云：少阴无俞,不病乎?① 言外经病也,是治外不治内也,故少阴真心应君火之位,故不治内而治外也。

手太阳小肠之经,起于**少泽,**穴在手小指之端,去爪甲下一分是也。终于听宫,穴在耳内珠子上是也。**前谷,**穴在手小指外侧本节前陷中。**后溪,**穴在手小指外侧本节

---

① 少阴无俞,不病乎：语本《灵枢·邪客》。

后陷中。**腕骨**，穴在手外侧腕前起骨下陷中。**阳谷**，穴在手外侧腕中兑骨下陷中。**小海**，穴在肘内大骨外去肘端五分陷中。

手厥阴心主　　　　　　手少阳三焦经

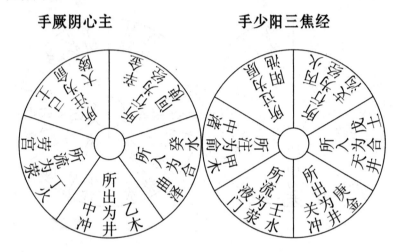

　　手厥阴心包络之经，起于**中冲**，穴在手中指之端，去爪甲如韭叶是也。终于天池，穴在腋下乳后一寸，着胁肋间是也。**劳宫**，穴在掌中央横纹动脉中，屈无名指，着处是也。**大陵**，穴在掌后三寸两筋间陷中。**曲泽**，穴在肘内廉陷中，屈肘取之。

　　手少阳三焦之经，起于**关冲**，在手小指次指之侧，去爪甲角如韭叶是也。终于耳门，穴在耳前起肉缺者是也。**液门**，穴在手小指次指间陷中。**中渚**，穴在手小指次指本节后间陷中。**阳池**，穴在手表腕上陷中。**支沟**，穴在腕后三寸，两骨间陷中。**天井**，穴在肘外大骨后，肘上一寸，两筋间陷中，屈肘得之。

足阳明胃经　　足太阴脾经

二五

足阳明胃之经，起于**厉兑**，穴在足大趾次趾之端，去爪甲角如韭叶是也。终于头维，穴在中额角发际，本神旁一寸是也。**内庭**，穴在足大趾次趾外间陷中。**陷谷**，穴在足大趾次趾外间，本节后陷，去内庭三寸。**冲阳**，穴在足跗上去陷谷三寸。**解溪**，穴在冲阳后寸半，腕上陷中。**三里**，穴在膝下三寸，骱骨外廉两筋间。

足太阴脾之经，起于**隐白**，穴在足大趾内侧之间，去爪甲角如韭叶是也。终于大包，穴在渊腋下三寸，九肋间是也。**大都**，穴在足大趾本节后陷中。**太白**，穴在足内侧核骨下陷中。**商丘**，穴在内踝下微前陷中。**阴陵泉**，穴在膝下内侧辅骨下陷中，伸足取之。

足太阳膀胱经　　　　　　足少阴肾经

足太阳膀胱经，起于**至阴**，穴在足小趾外侧，去爪甲如韭叶是也。终于睛明，穴在目内眦泪孔边是也。**通谷**，穴在足小趾外侧本节前陷中。**束骨**，穴在足小趾外侧本节后陷中。**京骨**，穴在足外侧大骨下赤白肉际陷中。**昆仑**，穴在外踝后跟骨上陷中。**委中**，穴在腘中央约文中。

足少阴肾之经，起于**涌泉**，穴在足心陷中，屈足卷指宛宛中是。终于俞府，穴在璇玑旁二寸巨骨穴是也。**然谷**，穴在内踝前起大骨下陷中。**太溪**，穴内踝后跟骨上动脉陷中是。**复溜**，穴内踝上二寸动脉陷中。**阴谷**，穴在膝内辅骨后大筋间小筋上，按之应手，屈膝取之。

足少阳胆经　　足厥阴肝经

足少阳胆之经，起于**窍阴**，穴在足小趾次趾之端，如韭叶是也。终于瞳子髎，穴在目外眦是也。**侠溪**，穴在足小趾次趾歧骨间，本节前间陷中。**临泣**，穴在足小趾次趾本节后间陷中，去侠溪寸半。**丘墟**，穴在外踝下如前陷中，去临泣三寸。**阳辅**，在外踝上四寸。**阳陵泉**，穴在膝下一寸外廉陷中。

足厥阴肝经，起于**大敦**，穴在足大趾之端，去爪甲如韭叶是也。终于期门，穴在不容旁寸半二肋端是也。**行间**，穴在足大趾间动脉应手陷中。**太冲**，穴在足大趾本节后二寸或寸半陷中。**中封**，穴在足内踝前一寸，仰足取之陷中，伸足乃得之。**曲泉**，穴在膝内辅骨下大筋上小筋下陷中，屈膝取之。

六十八难手足阴阳井荥俞经合刚柔配隅图

手太阴肺之经，起于少商，穴在手大指内侧，去爪甲角是也。终于中府，穴在云门下一寸，乳上三肋间是也。鱼际，

穴在手大指本节后内侧散脉中。太渊，穴在掌后陷中。经渠，
穴在寸口陷中。尺泽，穴在肘中约两筋动脉中。

手太阴肺经

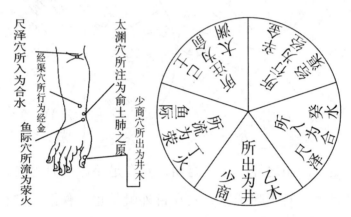

手阳明大肠经，起于商阳，穴在手大指次指之侧，去爪
甲角如韭叶是也，终迎香，穴在鼻孔旁禾髎上是也。二间，
在手大指次指本节前内侧陷中。三间，穴在手大指次指本节
后内侧陷中。合谷，在手大指次指歧骨间陷中。阳溪，在腕
中上侧两筋间陷中。曲池，穴在肘外辅骨屈肘曲中。

手阳明大肠经

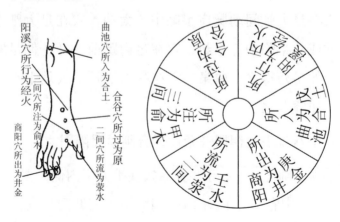

手少阴真心之经，起于少冲，穴在手小指内侧，去爪甲如韭叶是也，终于极泉，穴在腋下筋间动脉。少府，穴在手小指本节后陷中。神门，穴在掌后兑骨端陷中。灵道，穴在掌后寸半。少海，穴在肘内廉节后。

〔按〕《灵枢经》云：少阴无俞，不病乎？言外经病也。是治外不治内也。故少阴真心应君火之位，故不治内而治外也。

手少阴心经

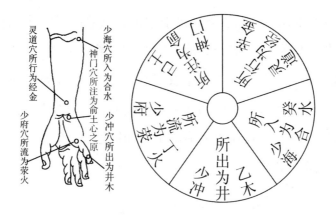

手太阳小肠经，起于少泽，穴在手小指之端，去爪甲下一分是也。终于听宫，穴在耳内珠子上是也。前谷，穴在手小指外侧本节前陷中。后谿，穴在手小指外侧本节后陷中。腕骨，穴在手外侧腕前起骨下陷中。阳谷，穴在手外侧腕中兑骨下陷中。少海，穴在肘内大骨外去肘端五分陷中。

手太阳小肠经

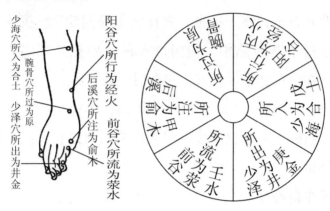

手厥阴心包络之经，起于中冲，穴在手中指之端，去爪甲如韭叶是也。终于天池，穴在腋下乳后一寸，着胁肋间是也。劳宫，穴在掌中央横文动脉中，屈无名指着处是也。大陵，穴在掌后三寸两筋间陷中。间使，穴在掌后三寸两筋间陷中。曲泽，穴在肘内廉陷中，屈肘取之。

手厥阴心主

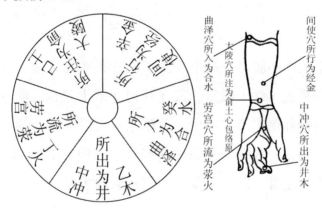

手少阳三焦之经，起于关冲，在手小指次指之侧，去爪甲角如韭叶是也。终于耳门，穴在耳前起肉缺者是也。

液门，穴在手小指次指间陷中。中渚，穴在手小指次指本节后间陷中。阳池，穴在手表腕上陷中。支沟，穴在腕后三寸两骨间陷中。天井，穴在肘外大骨后肘上一寸两筋间陷中，屈肘得之。

手少阳三焦经

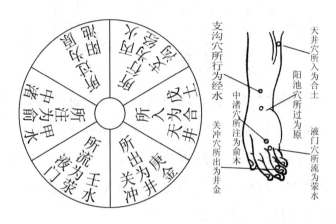

足阳明胃之经，起于厉兑，穴在足大趾次趾之端，去爪甲角如韭叶是也。终于头维，穴在中额角发际，本神旁一寸是也。内庭，穴在足大趾次趾外间陷中。陷谷，穴在足大趾次趾外间本节后陷，去内庭三寸。冲阳，穴在足跗上，去陷谷三寸。解溪，穴在冲阳后寸半，腕上陷中。三里穴，在膝下三寸，骱骨外廉两筋间。

足阳明胃经

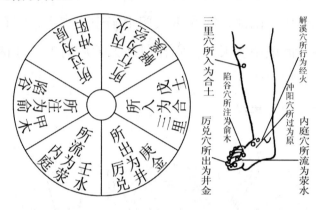

足太阴脾之经，起于隐白穴，在足大趾内侧之间，去爪甲角如韭叶是也。终于大包，穴在渊腋下三寸，九肋间是出。大都，穴在足大趾本节后陷中。太白，穴在足内侧核骨下陷中。商丘，穴在内踝下微前陷中。阴陵泉，穴在膝下内侧辅骨下陷中，伸足取之。

足太阴脾经

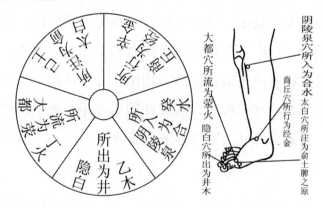

足太阳膀胱经，起于至阴穴，在足小趾外侧，去爪甲如韭叶是也。终于睛明，穴在目内眦，泪孔边是也。通谷，穴在足小趾外侧本节前陷中。束骨，穴在足小趾外侧本节后陷中。京骨，穴在足外侧大骨下赤白肉际陷中。昆仑，穴在外踝后跟骨上陷中。委中，穴在腘中央约文中。

足太阳膀胱经

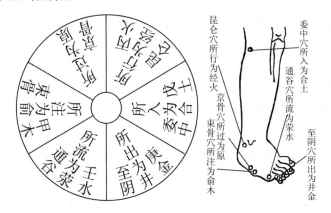

足少阴肾之经，起于涌泉，穴在足心陷中，屈足卷趾宛宛中是。终于腧府，穴在璇玑旁二寸巨骨穴是也。然谷，穴在内踝前起大骨下陷中。太谿，穴内踝后跟骨上动脉陷中是。复溜，穴内踝上二寸动脉陷中。阴谷，穴在膝内辅骨后大筋间小筋上，按之应手，屈膝取之。

足少阴肾经

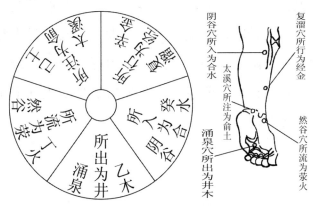

足少阳胆之经，起于窍阴，穴在足小趾次趾之端如韭叶是也。终于瞳子髎，穴在目外眦是也。侠溪，穴在足小趾次趾歧骨间本节前间陷中。临泣，穴在足小趾次趾本节后间陷中，去侠溪寸半。丘墟，穴在外踝下如前陷中，去临泣三寸。阳辅，穴在外踝上四寸。阳陵泉，穴在膝下一寸外廉陷中。

足少阳胆经

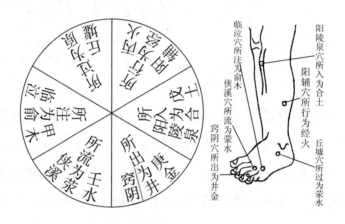

足厥阴肝经，起于大敦，穴在足大趾之端，去爪甲如韭叶是也，终于期门穴，在不容旁寸半，二肋端是也。行间，穴在足大趾间动脉应手陷中。太冲，穴在足大趾本节后二寸或寸半陷中。中封，穴在足内踝前一寸，仰足取之陷中，伸足乃得之。曲泉，穴在膝内辅骨下大筋上小筋下陷中，屈膝取之。

足厥阴肝经

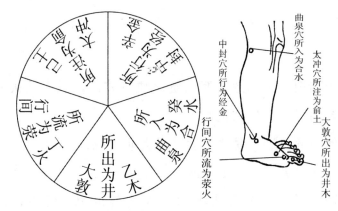

七十五难补水泻火之图

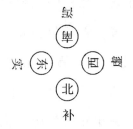

南方火，北方水，东方木，西方金。火者，木之子。子能令母实，谓子有余则不食于母。今属南方者，夺子之气，使之食其母也。金者，木之母。母能令子虚，谓母不足则不能荫其子。今补北方者，益子之气，则不至食其母也。此与八十一难义正相发，其曰不能治其虚，安问其余，则隐然实实虚虚之意也。

书图之设，所以彰明其义，使人易晓也。经之难八十一章，凡可作图者悉图之，纂成二八十篇，依经序次着之编首，读者参考可也。

卷之一

一难曰：十二经皆有动脉，独取寸口，以决五脏六腑死生吉凶之法，何谓也？

然。寸口者，脉之大会，手太阴之脉动①也。难，去声，设问之辞。然者，答辞。后皆仿此。脏，去声。下同。

经，径也。谓无所不通，言其有常也。脉者，元气也。十二经脉皆系生气②之原。所谓生气者，十二经之根本也。故各经皆有动脉，如足阳明经脉动冲阳，足少阴经脉动太溪之类。寸口者，右手气口也。《内经》曰：气口何以独为五脏主？岐伯曰：胃者水谷之海，六腑之大源也。五味入口，脏于胃，变现于气口③。又曰：脉会太渊寸口，是太渊穴也。是知寸口为脉之大会之处，故能断决五脏六腑生死吉凶矣。

人一呼脉行三寸，一吸脉行三寸，呼吸定息，脉行六寸。人一日一夜，凡一万三千五百息，脉行五十度，周于身。漏水下百刻④，荣卫行阳二十五度，行阴亦二十五度，为一周也，故五十度复会于手太阴。寸口者，五脏六腑之

---

① 脉动：《脉经·尺寸阴阳荣卫度数》卷一作"动脉"。

② 生气：即元气。

③ 气口何以……变见于气口：语本《素问·五脏别论》。

④ 漏水下百刻：古代计时器铜壶滴漏，用铜壶盛水，水下漏于受水壶，铜壶中立箭，上刻一百度数，壶中水下漏至百刻尽，即为一昼夜时间。

所终始，故法取于寸口也。复，扶又反。

呼者因阳出，吸者从阴入。人一呼脉动二至，行三寸，一吸脉动二至，亦行三寸。人一呼一吸为一息，故一息之间脉动四至，共行六寸。凡人一日一夜通计一万三千五百息，每一息六寸推之，总得八百一十丈。人身之经脉，计长一十六丈二尺，以八百一十丈等除之即得五十度，谓脉循环于周身一日一夜经过五十次矣。荣为血属阴，卫为气属阳。荣行脉中，卫行脉外。人之荣卫，于铜壶漏水一日一夜下一百刻之中，行阳二十五度，行阴亦二十五度，为一周也。人脉之始起于右手肺，其终复会于右手太阴太渊穴。故诊脉之法必取右寸，以断生死吉凶也。

一息脉行六寸，二百七十息脉行一十六丈二尺为一度，循环周身，故行阳二十五度，行阴亦二十五度。从子时至巳，阳也。午时至亥，阴也。

批注：足阳明之脉起于鼻，额中交，旁大肠之脉，下鼻外循，入上齿，又出挟口唇环，交承浆。承浆，任脉见，足阳明、任脉之会。冲阳，足跗上五寸骨间脉，陷谷去三寸。

足少阴脉小趾下起，斜趋足心，足心涌泉，足内，出然谷，下内踝，后入太溪穴。

手太阴之脉中焦起，下络大肠，还循胃口，上膈胃肺。

肘以下为臂，廉，隅也，边也。手掌后高骨旁动脉为关。关之前动脉为寸口，曰鱼，曰鱼际，掌骨之前，大指本节之后，云肥肉隆起，统谓之鱼。云鱼际，即其间穴名。下肘中，下臂内，上骨之下廉，循孔最、列缺，入寸口之经渠、太渊上鱼，上鱼际，循大指。出少商穴至终。孔最，腕上去七寸。列缺，交食指末之当儿。经渠，寸口陷中。太渊，掌后陷中，在鱼之前。少商，大指端内侧，爪甲入韭叶，入白肉内。

二难曰：脉有尺寸，何谓也？

然。尺寸者，脉之大要会①也。从关至尺是尺内，阴之所治也；从关至鱼际是寸口内②，阳之所治也。故分寸为尺，分尺为寸。治，去声，如县治之治。

脉有三部，寸关尺也。关，界也。关界乎中。从关至尺泽穴当一尺，故名之曰尺。从关至鱼际穴当一寸，故取寸之名也。关界之上，寸口所属，为阳之所主治也。关界之下，尺之所属，为阴之所主治也。故自鱼际穴起，一寸之后分为尺；自尺泽穴起，一尺之前分为寸也。

故阴得尺中③一寸，阳得寸内九分，尺寸终始一寸九分，故曰尺寸也。

一寸者，十数偶也，故阴得尺内一寸，应老阴之数④。九分者，九数奇也，故阳得寸内九分，应老阳之数⑤。尺寸之分阴阳所属，终始一寸九分，是脉要会之去处，可察病之来由。

三难曰：脉有太过，有不及，有阴阳相乘，有覆有溢，有关有格，何谓也？

---

① 大要会：与"大会"义同。
② 寸口内：《难经集注》无"口"字。
③ 尺中：《难经集注》作"尺内"。
④ 老阴之数：指易学中的"六"老阴之数。
⑤ 老阳之数：指易学中的"九"老阳之数。

然。关之前者，阳之动也，脉当九分而浮。过者，法曰太过；减者，法曰不及。遂上鱼为溢，为外关内格，此阴乘之脉也。关以后者，阴之动也，脉当见一寸而沉。过者，法曰太过；减者，法曰不及。遂入尺为覆，为内关外格，此阳乘之脉也。乘，去声。

关前寸口，阳脉之动当现九分而浮，合阳奇九数。关后尺部，阴脉之动当见一寸而沉，合阴偶十数。二者之脉，皆为平也。尺寸分别，阴阳常相济，不可偏胜。一有偏胜，则脉有太过不及，覆溢关格见焉。若阴气太甚拒于阳，使阳气不得相营于下，故脉上出于鱼际，是名曰溢，谓之外关内格。阴偏胜而乘于阳，是阴太过而阳不及也。若阳气太甚拒于阴，使阴气不得相营于上，故脉下入于尺泽，是名曰覆，谓之内关外格。阳偏胜而乘于阴，是阳太过而阴不及也。

故曰覆溢，是其真脏之脉①，人不病而死也。

覆，如上倾而下也。溢，如内泛出外也。覆溢之脉，是阴阳不相济，各自偏胜。所谓孤阳不生，独阴不成，以致上下相离，是为真脏之脉，是无胃气以和之。人虽不病，脉则死也。

四难曰：脉有阴阳之法，何谓也？

然。呼出心与肺，吸入肾与肝，呼吸之间，脾受谷味

---

① 真脏之脉：即脉无胃气，脉象毫无从容和缓之态。往往见于病人濒死之前，阴阳之气隔绝而产生的脉象。

也，其脉在中。

脉有阴阳，气分吹嘘，在乎呼吸而已。心与肺在上，为阳，主气之呼出也。肾与肝在下，为阴，主气之吸入也。脾虽不主呼吸，惟主受纳谷味，然其位居心肺肝肾之中，其脉亦在于四脏呼吸之中矣。详见下文。

浮者，阳也。沉者，阴也。故曰阴阳也。

心肺俱浮，何以别之？

然。浮而大散者，心也。浮而短涩者，肺也。肝肾俱沉，何以别之？然。牢而长者，肝也。按之濡，举指来实者，肾也。脾者，中州，故其脉在中。是阴阳之法也。别，必列反。濡，音软。

大、散、长者，俱阳也。短、涩、牢、实、濡者，皆阴也。实，即石也。外胜于上者谓之浮，为阳，则按之不足，举之有余。降潜于下者谓之沉，为阴，则轻手不见，重手乃得。心肺在上，故脉俱浮。肾肝在下，故脉俱沉。分别言之，浮而大散者为正阳，是心脉也。浮而短涩者为阳中之阴，是肺脉也。牢而长者为阴中之阳，为肝脉也。按之濡，举指来实者，为至阴，是肾脉也。所谓正阳者，纯阳也。至阴者，纯阴也。阳中之阴、阴中之阳者，半阴半阳者也。脾属土，象中州，故居心、肺、肾、肝之中而播敷于四脏。不言脉者，脉在其中矣，是谓阴阳之法也。

脉有一阴一阳，一阴二阳，一阴三阳，有一阳一阴，一阳二阴，一阳三阴。如此之言，寸口有六脉俱动耶？

然。此言者，非有六脉俱动也，谓浮、沉、长、短、滑、涩也。浮者阳也，滑者阳也，长者阳也；沉者阴也，短者阴也，涩者阴也。所谓一阴一阳者，谓脉来沉而滑也；一阴二阳者，谓脉来沉滑而长也；一阴三阳者，谓脉来浮滑而长，时一沉也。所言一阳一阴者，谓脉来浮而涩也；一阳二阴者，谓脉来长而沉涩也；一阳三阴者，谓脉来沉涩而短，时一浮也。各以其经所在，名病逆顺也。

一阴一阳者，谓脉来沉而滑。现于左手尺部，是肾与膀胱之顺脉也；现于左手寸口，是心与小肠之逆脉也。一阴二阳者，脉来沉滑而长。此脉现于阴部，是阳乘于阴也。一阴三阳者，脉来浮滑而长，时一沉也。尺部见之，为阳中伏阴也。一阳一阴者，脉来浮而涩。现于右手寸口，是肺与大肠之顺脉也；现于左手关中，是肝胆之逆脉也。一阳二阴者，脉来长而沉涩也。此脉现于阳部，是血气俱虚，为阴乘阳也。一阳三阴者，脉来沉涩而短，时一浮也。寸部见之，阴中伏阳也。各以十二经所在，审四时之候，察六脉之变，可知病名之逆顺，以决其凶吉也。

五难曰：脉有轻重，何谓也？

然。初持脉，如三菽之重，与皮毛相得者，肺部也。如六菽之重，与血脉相得者，心部也。如九菽之重，与肌肉相得者，脾脉也。如十二菽之重，与筋平者，肝部也。按之至骨，举指来疾者，肾脉也。故曰轻重也。菽，音叔。

轻清浮于上者为天，重浊沉于下者为地。人秉天地之气所生，五脏之脉亦有轻重浮沉，同天地之气也。菽，豆也，故脉之轻重，将菽而较其等第。盖肺为四脏之华盖，最居等上。凡持肺脉要轻手按之，如三菽之重，只在皮毛之间，是肺脉也。故肺主皮毛。心在肺下，居次等。凡持心脉，要略重些手按之，如六菽之重，与血脉相得者，心脉也。故心主血脉。脾在心之下，居第三等。诸脏之中，凡持脾脉，要半轻半重手按之，如九菽之重，与肌肉相得者，脾脉也。故脾主肌肉。肝在脾之下，居第四等。凡持肝脉，要重些手按之，如十二菽之重，与筋平过者，肝脉也。故肝主筋。肾在四脏之最下，第五等。凡持肾脉，须要重下手，按之至骨，举指来急者，肾脉也，故肾主骨。肾不言菽者，推之当如十五菽之重矣。此章之难，惟较脉有轻重之法，不谓诊切，故云持脉。

六难曰：脉有阴盛阳虚、阳盛阴虚，何谓也？

然。浮之损小，沉之实大，故曰阴盛阳虚。沉之损小，浮之实大，故曰阳盛阴虚，是阴阳虚实之意也。

阴阳偏胜，则有虚实之变。此谓寸口脉本浮，今反减损而小；尺部本沉，今反更实大，是名阳不足而阴太过，此阴盛阳虚也。尺部脉本沉，今反沉之又加沉；寸口本浮，今反浮而加实大，是名阴不足而阳有余，此阳盛阴虚也。

七难曰：经言少阳之至，乍大乍小，乍短乍长。阳明之至，浮大而短。太阳之至，洪大而长。太阴之至，紧大

而长。少阴之至，紧细而微。厥阴之至，沉短而敦。此六者，是平脉也？将病脉耶？

然。皆王脉也。

其气以何月，各王^①几日？

然。冬至之后，得甲子少阳王，复得甲子阳明王，复得甲子太阳王，复得甲子太阴王，复得甲子少阴王，复得甲子厥阴王，王各六十日，六六三百六十日，以成一岁。此三阴三阳之王时日大要也。少、王，并去声。复，扶又反。

阴阳二气更迭乎四时，冬至则阴极阳生，夏至则阳极阴生。此谓冬至后得甲子日，少阳初气始生，王六十日。当此之时，其气尚微，其候尚寒，故脉进退无常，大小长短不定。第二甲子日或在正月，或二月，或三月，交阳明二气，王六十日。当此之时，其气始萌未盛，其候始暄，故脉来浮大而短。第三甲子或在三月，或四月，或五月，交太阳三气，王六十日。当此之时，其气大盛，其候大热，故脉来洪大而长。夏至后得第四甲子，交太阴四气，王六十日。当此之时，其气承夏余阳，阴气初生，其候暑湿，故脉紧大而长。第五甲子或在七月，或八月，或九月，交少阴五气，王六十日。当此之时，阳气衰微，阴气渐盛，其候清凉，故脉紧细而微。第六甲子，或在九月，或十月，交厥阴终气，王六十日。当此之时，阴气极盛，

---

① 王：通"旺"，旺盛。《广韵·漾韵》："王，盛也。"

其候寒凝，故脉沉短而敦。敦者，重也。凡此六者，非谓平脉，亦不言病脉也，是三阴三阳所王时候之要诀也。

八难曰：寸口脉平而死者，何谓也？

然。诸十二经脉者，皆系于生气之原。所谓生气之原者，谓十二经之根本也，谓肾间动气也。此五脏六腑之本，十二经脉之根，呼吸之门，三焦之原，一名守邪之神。脏，去声。后凡说脏腑者并同。

万物所生，必有其原。夫人生气之原者，肾间动气是也。肾之动脉在足内踝骨上动脉陷中，名曰太溪穴，是足少阴肾之经。男子以右肾为命门，女子以左肾为命门，主生死之要，故谓命门脉。此系生气之原，脏腑经络之根本，通呼吸之门，作三焦之原。又名守邪之神者，言其能建立根本，保守形真，扶卫内外，不使闲邪①伤其身也。

故气者，人之根本也。根绝则茎叶枯矣。寸口脉平而死者，生气独绝于内也。

故此动气是人之根本也。譬如树之有根，根本坚固则枝叶茂盛，根绝则枝叶枯矣。寸口脉平而死者，是此生气之动脉已绝矣。凡病，必诊太溪脉②之有无，以决其生死也。

九难曰：何以别知脏腑之病耶？

---

① 闲邪：即外邪。

② 诊太溪脉：张仲景在《伤寒杂病论·序》中指出："观今之医，不念思求经旨，以演其所知……人迎、趺阳，三部不参"，三部指寸口、趺阳、太溪三部诊法，诊寸口脉候脏腑病变，诊趺阳脉候胃气，诊太溪脉候肾气。

然。数者，腑也。迟者，脏也。数则为热，迟则为寒。诸阳为热，诸阴为寒。故以别知脏腑之病也。别，彼列反。数，入声。

《伤寒论》太阳、阳明、少阳三阳受病属腑，腑为阳，阳主热也。太阴、少阴、厥阴三阴受病属脏，脏为阴，阴主寒也。是知诸阳为热，诸阴为寒，寒则脉迟，热者脉数，故可别知脏腑之病。

十难曰：一脉为十变者，何谓也？

然。五邪刚柔相逢之意也。

五邪者，虚邪、实邪、微邪、贼邪、正邪也。刚柔者，阴阳也。刚为阳曰甚，柔为阴曰微，此谓一部之脉相生相克，遂分五邪。刚柔相逢，则或甚或微，遂成十变。今以心部为例，说见下文，余部仿此而推。

假令心脉急甚者，肝邪干心也；心脉微急者，胆邪干小肠也。

令，平声，下同。

急，犹弦也。肝之脉也。假如心脉当王之时，反见弦急之甚者，肝邪干心也。心脉微急者，胆邪干小肠也。木生火，谓母来生我，为从后来者，为虚邪。

心脉大甚者，心邪自干心也；心脉微大者，小肠邪自干小肠也。

大，犹洪也。心部脉见大，是自家之脉。心邪自干心，为正邪。

心脉缓甚者，脾邪干心也；心脉微缓者，胃邪干小肠也。

缓，慢也。脾土之脉。心部见之，火生土，是我去生子，为从前来者，为实邪。

心脉涩甚者，肺邪干心也；心脉微涩者，大肠邪干小肠也。

涩，肺之脉。心部见之，火克金，是夫乘妻，从其所胜者，为微邪。

心脉沉甚者，肾邪干心也；心脉微沉者，膀胱邪干小肠也。

沉者，肾脉也。心部见之，水克火，鬼来克我，是从所不胜者，为贼邪。

五脏各有刚柔邪，故令一脉辄变为十也。

五脏之脉各有五邪，而五邪各分刚柔二变，二五为十，故一脏之脉有十变也。此止①言心之一脏，其余肝、肾、肺、脾四脏各仿此而推之。

十一难曰：经言脉不满五十动而一止，一脏无气者，何脏也？

然。人吸者随阴入，呼者因阳出，今吸不能至肾，至肝而还，故知一脏无气者，肾气先尽也。

---

① 止：仅，只。《庄子·天运》："止可以一宿，而不可以久处。"

五十，合天地造化之数。《易·系辞》曰：大衍之数①，五十乃备。一是数之始，十是数之极。人之脉息昼夜循环五脏。脉一动循一脏，五动循环五脏遍，周而复始。五十动则是十次五脏循环遍，则数皆至极数。而不见止脉者，五脏皆平，故无病也。今不满五十动而见止脉，是一脏无气。谓平人一呼脉两动，一动肺，一动心；一吸脉两动，一动肝，一动肾。心、肺，阳也，故云呼因阳出。肝、肾，阴也，故云吸随阴入。脾居中位，脉动呼吸两界之间。平人脉亦有一息五至者，一动是脾脉也。假如一呼一吸脉四动，初动肺，二动心，三动脾，四动肝而止，却还复动肺，是不至肾也，故肾脏无气，如此只在肺、心、脾、肝四脏循环，皆满十之极数，则四十动后乃见止脉，是知肾之一脏无气而先绝也。

十二难曰：经言五脏脉已绝于内，用针者反实其外；五脏脉已绝于外，用针者反实其内。内外之绝，何以别之？

然。五脏脉已绝于内者，肾肝脉已绝于内也。而医反补其心肺。五脏脉已绝于外者，其心肺脉绝于外也。而医反补其肾肝。阳绝补阴，阴绝补阳，是谓实实虚虚，损不

---

① 大衍之数：推演天地万事万物之数。衍，通演。《周易·系辞上》："衍之数五十，其用四十有九。分而为二以象两，挂一以象三，揲之以四以象四时，归奇于扐以象闰，五岁再闰，故再扐而后挂。天一地二，天三地四，天五地六，天七地八，天九地十。天数五，地数五，五位相得而各有合。天数二十有五，地数三十，凡天地之数五十有五。此所以成变化而行鬼神也。"

足益有余。如此死者，医杀之耳。别，彼列反。后并同。

　　五脏之中，心肺在上为阳，应乎外，主气血皮毛，故云呼出心与肺，则呼因阳出于外也。肾肝在下为阴，应乎内，主筋骨，故云吸入肾与肝，则吸随阴入于内也。

　　今云五脏之脉绝于外者，心肺脉绝于外也，医反以针补其内之肾肝；五脏之脉绝于内者，肾肝脉绝于内也，医反以针补其外之心肺，是谓阳绝补阴、阴绝补阳也。经云：虚者补之，实者泻之①。今心肺之脉浮大之盛，此心肺有余之实热，是当泻之，医反以药补其心肺而泻其肾肝。肾肝之脉迟涩之盛，此肾肝不足之虚寒，是当补之，医反以药泻其肾肝而补其心肺，是谓实其实，虚其虚，损其不足，益其有余，如此而死者，医杀之明矣。冯氏谓此篇当在六十难之后，以用针补泻之类相从也②。

　　十三难曰：经言见其色而不得其脉，反得相胜之脉者，即死；得相生之脉者，病即自已。

　　见其色而不得其脉者，是色与脉不相应也。假如肝之青色见于面，而脉反浮涩而短者，是肺脉也。肺金克肝木，为贼邪，是相胜之脉，病即死也。若得沉滑，肾之脉。肾水生肝木，是相生之脉，其病自愈也。

　　色之与脉当参相应，为之奈何？

---

　　① 虚者补之，实者泻之：语见《素问·三部九候论》。
　　② 冯氏谓此篇……相从也：《难经本义》："冯氏玠谓此篇合入用针补泻之类，当在六十难之后，以例相从也。"

然。五脏有五色，皆见于面，亦当与寸口尺内相应。假令色青，其脉当弦而急；色赤，其脉浮大而散；色黄，其脉中缓而大；色白，其脉浮涩而短；色黑，其脉沉濡而滑。此所谓五色之与脉，当参相应也。应，平声。见，音现。

五脏五色，肝青、心赤、脾黄、肺白、肾黑也。若一色现于面，即当与寸关尺脉之相应，是色与脉当参相应也。假如青色现于面，其脉弦而急，是肝之顺脉，此相应也。其余仿此而推。

脉数，尺之皮肤亦数；脉急，尺之皮肤亦急；脉缓，尺之皮肤亦缓；脉涩，尺之皮肤亦涩；脉滑，尺之皮肤亦滑。数，入声。

尺者，晞范①指尺泽穴，是臂内也。数，心脉也。急，肝脉也。缓，脾脉也。涩，肺脉也。滑，肾脉也。假如脉数而臂之皮肤亦数，是脉与皮肤内外相应，故无病。若脉滑而臂之皮肤反涩，是皮肤与脉内外不相应，故病也。

五脏各有声色臭味，当与寸口尺内相应，其不相应者病也。应，平声。

肝脉弦，其色青，其声呼，其臭臊，其味酸。心脉洪，其色赤，其声笑，其臭焦，其味苦。脾脉缓，其色黄，其声歌，其臭香，其味甘。肺脉涩，其色白，其声哭，其臭腥，其味辛。肾脉沉，其色黑，其声呻，其臭

---

① 晞范：宋代学者李駉，字子野，号晞范子，曾句解《难经》，著有《黄帝八十一难经纂图句解》。

腐，其味咸。此谓相应也。假如肝病色白，多哭，好辛，喜腥，此谓不相应也。声色臭味皆肺之证，金克木曰贼邪，故病也。

假令色青，其脉浮涩而短，若大而缓，为相胜。浮大而散，若小而滑，为相生也。

色青是肝木，其脉浮涩而短，是肺脉，金克木也，是为贼邪。若大而缓，是脾脉，木克土也。是为微邪。此二者皆谓之相胜。其脉浮大而散是心脉，木生火也。若脉小而滑是肾脉，水生木也。二者皆谓之相生。余色仿此类推。

经言知一为下工，知二为中工，知三为上工。上工者十全九，中工者十全七，下工者十全六，此之谓也。

上工者，能知五脏声色臭味而为五脏之病，又知寸口尺内脉之相应，又知相胜、相生之理，知此三者，则治病十可全九。中工者，能知五脏声色臭味及寸口尺内脉之相应，不知相胜、相生之理，则治病十可全八。下工者，但知五脏声色臭味而已，则治病十可全六。

卷之二

十四难曰：脉有损至，何谓也？

然。至之脉，一呼再至曰平，三至曰离经，四至曰夺精，五至曰死，六至曰命绝，此死之脉也。何谓损？一呼一至曰离经，二呼一至曰夺精，三呼一至曰死，四乎一至曰命绝，此谓损之脉也。至脉从下上，损脉从上下也。上，上上声，下如字①。下，上如字，下上声。

损者，不及也。至者，太过也。从下渐增于上曰至，从上渐减于下曰损。脉之一呼再至，即一息四至，平脉也。一呼三至，即一息六至，数脉。一呼一至，即一息二至，败脉。此二者，一至一损，皆曰离经。离经者，离其常经而病也。一呼四至，即一息八至，脱脉。二呼一至，即一息一至，败脉。此二者，一至一损，皆曰夺精。夺精者，气耗血枯、神惨色瘁，其精华犹如夺去也。一呼五至，即归墓②脉。三呼一至，即二呼一吸得一至。此二者，一至一损，皆曰死也。一呼六至即绝魂脉。四呼一至，即两息一至，怪脉。此二者，一至一损，皆曰命绝。命绝

---

① 如字：一种注音法。当一个字形义不同而有两个或两个以上读法的时候，按通常读音读，按常用义解释，叫如字。

② 归墓：马莳注《素问·平人气象论》曰："《脉诀》以九至为死脉，十至为归墓脉。"

者，脏败神去，气绝则死也。本经云：此死之脉也。① "死"字当作"至"。

损脉之为病奈何？

然。一损损于皮毛，皮聚而毛落。二损损于血脉，血脉虚少，不能荣于五脏六腑也。三损损于肌肉，肌肉消瘦，饮食不能为肌肤。四损损于筋，筋缓不能自收持。五损损于骨，骨痿不能起于床。反此者，至于收病②也。从上下者，骨痿不能起于床者死。从下上者，皮聚而毛落者死。 上上，如字，下，上声。下上，上声，下如字。痿，音委。

五脏最居于上者为肺，盖肺为诸脏之华盖，内受诸经百脉之朝会，外主荣于皮毛。今损脉为病，自上而下先损肺，故皮枯而毛折也。其次曰心，心在肺下，为之君主，专主血脉，故二损损于心，则身无主宰，血脉枯虚，不能荣华五脏六腑也。其次曰脾，脾在心下，受纳五谷之气，外充肌肉，内养脏腑，故三损损于脾，则饮食不化，肌肉消瘦也。其次曰肝，肝在脾下，主受心血，内养于筋，外华在爪，故四损损于肝，则筋衰缓纵，不能收拾维持也。肾最在下，主受五脏六腑之精华，外主荣发，内主养骨，故五损损肾，则骨枯髓竭，痿弱卧床不能起也。盖此五者，谓之损脉之病，是从上而下，从肺损至肾也。反此五者，谓从下

---

① 此死之脉也：语本《素问·平人气象论》。

② 至于收病：《难经本义》注："至于收病也，当作至脉之病也，于收二字误。"

而上，从肾至肺，是至脉之病也。本经言"至于收病也"，"于收"二字，当作"脉之"二字，恐传写之误矣。

然治损之法奈何？

然。损其肺者，益其气；损其心者，调其荣卫；损其脾者，调其饮食，适其寒温；损其肝者，缓其中；损其肾者，益其精，此治损之法也。治，平声。

形寒饮冷则伤肺，肺主气，故损于肺者，当补益其气，气调百脉，则精华润于皮毛。忧愁思虑则伤心，心主血脉，故损于心者，当调和荣卫，则血脉贯通。饮食劳倦则伤脾，脾旺四季、主饮食，故损于脾者，当以饮食之性味随四时寒温之气而调适其宜，则自然充养肌肉。恚怒气逆则伤肝，肝主怒，故损于肝者，当宜食甘物，如粳米、牛肉、枣葵之类。甘属脾土，味性缓，肝之性急，故以甘味以缓之，则筋脉自然营运。久坐湿地、强力房劳则伤肾，肾脏精，为养身之本，故损于肾者，当调宜咸味，以补益其精，精气充备，则能养乎骨髓也。此五者，治损之要法也。治至之法，以意类推。

脉有一呼再至，一吸再至；有一呼三至，一吸三至；有一呼四至，一吸四至；有一呼五至，一吸五至；有一呼六至，一吸六至；有一呼一至，一吸一至；有再呼一至，再吸一至；有呼吸再至。脉来如此，何以别知其病也？别，必列反。

有呼吸再至，即一呼一至、一吸一至之①谓，疑似衍文。

此一节重说损至之脉动数。详见下文。

然。脉来一呼再至，一吸再至，不大不小，曰平；一呼三至，一吸三至，为适得病。前大后小，即头痛目眩；前小后大，即胸满短气。

脉来一呼再至，一吸再至，不大不小，至数匀调，即平人之脉也。一呼三至，一吸三至，名曰数脉，适始初也。前大后小者，寸前之大也，寸为上部，法天，主胸以上至头之有疾，故头脑疼痛，眼目眩晕。前小后大者，寸后之大也，关主中部，法人，主胸下至脐之有疾，故胸膈满塞，气息短促。

一呼四至，一吸四至，病欲甚。脉洪大者，苦烦满。沉细者，腹中痛。滑者伤热，涩者中雾露。中，上平声，下去声。

此言一息八至之脉，是病渐进至甚也。脉若洪大者，病在三阳，为阳甚之脉，故主心胸满闷，苦于烦热也。若脉沉细者，病在三阴，为阴甚之脉，故主虚寒不足，腹中疼痛。滑者，阳气有余，主伤热毒。涩者，气虚血少，因中雾露，冒触寒邪。

一呼五至，一吸五至，其人当困，沉细夜加，浮大昼加，不大不小，虽困可治，其有小大者为难治。

---

① 之：原作"也"，据《难经本义》改。

八至曰脱，九至曰死。此言一息十至，是归墓也，其病当困。若脉沉细，是阴之极，主夜必剧。若脉浮大，是阳之极，主昼必剧。不大不小，不浮不沉，病虽困剧亦可愈。其有乍大乍小、乍数乍迟者，死也。

一呼六至，一吸六至，为死脉也。沉细夜死，浮大昼死。

一息十二至，谓之绝魂，为阳极之脉也。若得沉细，遇夜必死；若浮大，昼日必死，阴阳之分也。以上四段说至脉。

一呼一至，一吸一至，名曰损。人虽能行，犹当著床，所以然者，血气皆不足故也。

此以下说损脉。一息二至、一息一至，皆为败脉，故名曰损，谓五脏六腑之虚损也。荣卫虚耗，脏腑失于滋养，是皆血气不足，虽能强力而行，犹当著床而卧也。

再呼一至，再吸一至，呼吸再至，名曰无魂，无魂者当死也，人虽能行，名曰行尸。

即一息一至，魂属阳，魄属阴。无魂是阳绝而魂去也。人难能行动，其尸亦死矣，故曰行尸。

上部有脉，下部无脉，其人当吐，不吐者死。上部无脉，下部有脉，虽困无能为害。所以然者，譬如人之有尺，树之有根，枝叶虽枯槁，根本将自生。脉有根本，人有元气，故知不死。

"譬如"二字当在"人之有尺"下。寸部有脉，尺部无脉，是邪实在上，即当发吐。不吐者，生气独绝于内也，故知必死。盖尺内左候肾、右命门，乃神精之所舍，原气之所系。今寸部无脉，尺部有脉，其人虽困，是元气尚在，犹能安愈。人之有尺，譬如树之有根，枝叶虽枯槁，根本还自生。脉有根本，是人有元气，故知不死也。

十五难曰：经言春脉弦，夏脉钩，秋脉毛，冬脉石，是王脉耶？将病脉也？

然。弦、钩、毛、石者，四时之脉也。春脉弦者，肝，东方木也，万物始生，未有枝叶，故其脉之来，濡弱而长，故曰弦。夏脉钩者，心，南方火也，万物之所茂，垂枝布叶，皆下曲如钩，故其脉之来疾去迟，故曰钩。秋脉毛者，肺，西方金也，万物之所终，草木华叶，皆秋而落，其枝独在，若毫毛也，故其脉之来，轻虚以浮，故曰毛。冬脉石者，肾，北方水也，万物之所脏也，极①冬之时，水凝如石，故其脉之来，沉濡而滑曰石。此四时之脉也。王，去声。脏，平声。凝，鱼凌反。

此言四时之脉，本经说之详矣。盖谓春之脉濡弱而长，曰弦，非甚弦也，是微弦也。夏之脉来疾而去迟，曰钩，是微洪也。秋之脉轻虚以浮，曰毛，谓浮涩而短，如风吹毛，如水浮萍，是微浮也。冬之脉沉濡而滑，曰石，

① 极：《难经本义》作"盛"。

是微沉也。春微弦、夏微洪、秋微浮，三者是九候内之浮中脉也。微沉者，是九候内之中沉脉也。中为胃气，故四微者，皆有中之胃气，故为平脉。

如有变，奈何？

此总持起四时之脉如有更变者何如？

然。春脉弦，反者为病。

何谓反？

然。其气来实强，是谓太过，病在外；气来虚微，是谓不及，病在内。气来厌厌聂聂，如循榆叶曰平；益实而滑，如循长竿曰病；急而劲益强，如新张弓弦曰死。春脉微弦曰平，弦多胃气少曰病，但弦无胃气曰死，春以胃气为本。

谓春脉当弦，若与弦脉相反则为肝病。方春少阳用事之时，脉得微弦，是有胃气。今脉气之来实强，是弦之太过，此阳太盛也。其病则外证面青、善怒、眩冒、颠走。厥阴养于筋，其脉弦，今更虚微，是弦之不及，此阴处乎中，其病在内则令人胸胁痛满、转筋。方春少阳、厥阴二气俱合，其脉之来厌厌聂聂，如春风吹榆叶，濡弱而调者，是微弦也，谓有胃气在中，故曰平脉。若益实而滑，如循长竿者，即前实弦之谓，是九候浮中沉，浮多而中之胃气少也，故曰病。若急而劲、益强如新张弓，是真弦脉独现，此无胃气，故曰死。复论微弦者，如九候内浮中沉，弦是浮也，微弦是中之胃气，故曰平脉。弦多胃气少者是二分浮、一分中也，故病。但弦者，只见其浮而无中之胃气，为真脏之现，必死。是故四季五脏之气皆以胃气为本，胃者水谷之海，人受气于谷，谷入于胃，乃传于五脏六腑，此说者以胃气为本。其余四脏并皆仿此。

夏脉钩，反者为病。何谓反？

然。气来实弦，是谓太过，病在外；气来虚微，是谓不及，病在内。其脉来累累如环，如循琅玕曰平；来而益数，如鸡举足者曰病。前曲后居，如操带钩曰死。夏脉微钩曰平，钩多胃气少曰病，但钩无胃气曰死，夏以胃气为本。累，平声。数，入声。居、倨同。操，平声。

谓夏脉当钩，若与钩脉相反则为心病。方夏太阳用事之时，脉得微钩，是有胃气，今反实强，是钩之太过。外证面赤、口干、喜笑、身热、肤痛。夏心火少阴盛旺，今反脉见虚微，是钩之不及。内证烦心、心痛，上见咳血，下为气泄。其脉来累累如珠，如循琅玕，即浮大而散，是微钩也。谓有胃气在中，故曰平脉。心脉本当浮散，今反数，如鸡举足而走者，是钩多而胃气少，故心有病也。脉来前钩曲而无力，后倨然而不动，如劲直操执革带之钩者，是但钩而无胃气，故死也。复论钩者，浮大也。以浮中沉论，钩属于浮。微钩者浮大而散，是有中之胃气，故曰平脉。此说夏以胃气为本。

秋脉毛，反者为病。何谓反？然。其气来实强，是谓太过，病在外；气来虚微，是谓不及，病在内。其脉来蔼蔼如车盖，按之益大曰平；不上不下，如循鸡羽曰病；按之萧①索，如风吹毛曰死。秋脉微毛曰平。毛多胃气少曰病，但毛无胃气曰死。秋以胃气为本。蔼，如盖反。

谓秋脉当毛，若与毛脉相反则为肺病。方秋太阴用事之时，脉得微毛，是有胃气。今反实强，是毛之太过。外证面白、善嚏、悲愁欲哭、气逆、背痛。秋肺金阳明之气，今反脉见虚微，是毛之不及也。内证喘咳、洒淅寒热。其脉之来，如小车之盖，轻浮蔼蔼然，按之益大，是微毛也，知有胃气，故曰平脉。按之中间坚、两旁虚，不上不下，如循鸡羽涩涩然，是毛多胃气少也，故病。按之消索，如风吹毛，纷纷然飘腾无归者，是但毛而无胃气也，故曰死。此言秋以胃气为本。

冬脉石，反者为病。何谓反？

然。其气来实强，是谓太过，病在外；气来虚微，是谓不及，病在内。脉来上大下锐，濡滑如雀之喙曰平，啄啄连属，其中微曲曰病。来如解索，去如弹石曰死。冬脉微石曰平，石多胃气少曰病，但石无胃气曰死，冬以胃气为本。喙，音惠。啄，音卓。属，音浊。弹，平声。

谓冬脉当石，若与石脉相反则为肾病。方冬厥阴用事之时，脉得微石，是有胃气，今反实强，是石之太过，外证面黑、善恐欠、少气、寡言。冬寒水太阳之气，今反脉

---

① 萧：《难经集注》作"消"。

见虚微，是石之不及，内证气逆、少腹痛急、下泄、胫寒。雀喙谓本大末小。上大者，足太阳，应手而大也；下锐者，足少阴，诊之去而小也。阴阳得所，为胃气强，故曰平脉，是为微石，即沉濡而滑也。若脉啄啄而相连属，其中缓而微曲者，脾脉克肾，谓石多而胃气少也，故曰病脉。若来如解索之迟缓，去如弹石之急疾者，是但沉而无中之胃气，故曰死脉。此言冬以胃气为本。

胃者，水谷之海，主禀。四时皆以胃气为本，是谓四时之变病，死生之要会也。

胃大一尺五寸，长二尺六寸，盛留谷二斗，水一斗五升，故为水谷之海。四时春夏秋冬皆禀受胃气为根本，所以春弦多胃少，夏钩多胃少，秋毛多胃少，冬石多胃少，皆能为四时之变病，是知有胃气即生，无胃气即死，故胃为死生之要会也。胃气者，脉来不大不小，不长不短，不浮不沉，不滑不涩，不紧不缓，应手中和，意思欣欣，难以名状者，是胃之气也。

脾者，中州也，其平和不可得见，衰乃见耳。来如雀之啄，如水之下漏，是脾之衰见也。见，上如字，下并音现。

胃为水谷之海，广能容纳水谷。脾居四脏之中，主行水谷之精气而敷播于五脏六腑，通灌于上下四旁，故号中州。其平和之脉，寄旺于四季，故不可得见。脾衰乃见雀啄、屋漏之脉。雀啄之状，来而急数，频绝而止，良久准前复来，如雀啄食，谓来三而去一也。水漏之状，如屋之漏滴不相连续，或来或止也。叔和谓见此两脉，终不可治。

十六难曰：脉有三部九候，有阴阳，有轻重，有六十首，一脉变为四时，离圣久远，各自是其法，何以别之？

然。是其病，有内外证。其病为之奈何？离，去声。别，必列反。

"三部九候"详见十八难，"阴阳"详见四难，"轻重"详见五难。"六十首"详见七难，谓自冬至后甲子少阳至之类，六甲而终于一岁是也。"一脉变为四时"，五邪十变也，详见十难。此五者，各自是一法，皆诊脉之要。今去上古圣人久远，何以分别之？当视其病各有内外证而与脉之相应也。证之与脉不可偏废，说见下文。本经云"然。是其病"，"是"字当作"视"。

然。假令得肝脉，其外证：善洁，面青，善怒；其内证：脐左有动气，按之牢若痛；其病：四肢满闭，淋①、溲便难，转筋。有是者，肝也；无是者，非也。令，平声，下同。便，平声。转，去声。

善，喜也。肝与胆相为表里，胆为清净之府，故喜洁净。面青，肝胆之色。胆为中正之官，正直无私，专主决断。其志主怒。以上肝之外证也。其内证：动气，即积气也。肝之积曰肥气。肝在左，故在脐之左，按之坚牢若痛。脾主四肢，今肝木病不能制脾土，故四肢满闭。肝脉

---

① 淋：《难经集注》作"癃"。

卷之二

六一

循阴器，故癃溲小便淋涩也。肝在下部，今肝病则气逆不
行于下，故大便不通。肝含血以养筋，肝受病则血衰而筋
转也。假令得肝脉，有此证者，肝病也；无是证者，
非也。

**假令得心脉，其外证：面赤，口干，喜笑；其内证：
脐上有动气，按之牢若痛；其病：烦心，心痛，掌中热而
哕。有是者，心也；无是者，非也。**

批注：在声在志歕①又喜。

心色赤，生热，故面赤、口干燥。心在声为笑，故喜
笑，此外证也。其内证：脐上有动气，心在上，故心之积
在脐上，名曰伏梁。心为五脏之君，一身之主。凡有病皆
烦心。心之常痛，心包络也。正心不受病。真心痛则旦发
夕死，夕发旦死也。手少阴心脉入掌中，心有热所以掌中
热而哕。哕，干呕也。假令得心脉，有此证者，心病也；
无是证者，非也。

**假令得脾脉，其外证：面黄，善噫，善思，善味；其
内证：当脐有动气，按之牢若痛。其病：腹胀满，食不
消，体重节痛，怠惰嗜卧，四肢不收。有是者，脾也；无
是者，非也。**噫，乌尔②反。

脾色黄，脾胃不和，中焦不能腐化水谷，故喜噫也。
脾在志为思，其病喜思。脾受五谷之味，有病则喜味，此

---

① 歕：疑"钬"之误。
② 乌尔：乌为零声母，尔古音读"nǐ"。

为外证。其内证：脐中之动气。脾居中，故脾之积在脐中，名曰痞气。脾恶湿，湿气乘，令人胀满，食不能消。脾主四肢，脾既病则体重节痛，怠惰好卧，四肢不能收拾也。假令得脾脉，有此证者，脾病也；无是证者，非也。

假令得肺脉，其外证：**面白，善嚏，悲愁不乐，欲哭**；其内证：**脐右有动气，按之牢若痛**；其病：**喘咳，洒淅寒热。有是者肺也，无是者非也。**嚏，音帝。乐，音洛。

白乃肺之色，肺有病，其色现于面。鼻为肺之窍，肺受风寒通于鼻，故喜嚏。肺在志为悲，在声为哭。脾主歌乐，今子病母忧，故悲愁不乐而欲哭，此外证也。其内证：脐右有动气。肺居右，故肺之积在脐右，名曰息贲。肺主气，为诸脏华盖，最喜清虚，受风邪则气道涩，故喘急咳嗽。肺主皮毛，受风寒则洒洒恶寒，淅淅发热，言在皮毛之表而不在里也。假令得肺脉，有此证者，肺之病也；无此者，非也。

假令得肾脉，其外证：**面黑，善恐欠**；其内证：**脐下有动气，按之牢若痛**；其病：**逆气，小腹急痛，泄如下重，足胫寒而逆。有是者，肾也；无是者，非也。**

黑，肾之色也。肾在志为恐，若有病则恐欠、怖惧而不安，此外证也。其内证：脐下有动气。肾居下部，故肾之积在脐下，名曰奔豚。肾脏津液，若病则津液不得流行，故气逆上而喘也。足少阴肾之脉循少腹至足内踝上动脉，肾之病故少腹急痛而足胫寒逆，或泄利，里急后重，名曰大瘕泄，是肾之泄也。假令得肾脉，有此证者，肾之病也；无此者，非也。

十七难曰：经言病或有死，或有不治自愈，或连年月不已，其死生存亡，可切脉而知之耶？

然。可尽知也。

"然。可尽知也"，谓切脉可以尽知矣。下文说死证而已，其不治自愈、连岁月不已两证未见，此下当有阙文。

诊病若闭目不欲见人者，脉当得肝脉强急而长，而反得肺脉浮短而涩者，死也。病若开目而渴，心下牢者，脉当得紧实而数，反得沉濡①**而微者，死也。病若吐血，复衄衄血者，脉当得沉细，而反浮大而牢者，死也。病若谵言妄语，身当有热，脉当洪大，而反手足厥冷，脉沉细而微者，死也。病若大腹而泄者，脉当微细而涩，反紧大而滑者，死也。**强，去声。数，入声。衄，音求。衄，女六反。谵，战廉反。洩、泄同。

闭目是肝家病，不见强急而长肝病之脉，反得浮短而涩之肺脉，是肺金克肝木也。开目而渴，心下坚者是心家病，不见紧实而数心病之脉，而反得沉濡而微是肾脉，肾水克心火，谓阳病见阴脉者死。衄衄，鼻出血也。吐血衄衄，此失血而虚，脉当沉细而涩，与病相应。今反得浮大而牢之实脉，是病与脉相违。谵言，呢喃也。妄语，往

---

①　濡：《难经本义》作"涩"。

言①错乱也。热乘于心，主谵言妄语，身当有热，脉当洪大，方为相应。今反手足逆冷，脉沉细而微，是病与脉相反也。腹大而泄者，湿气乘于脾，故脉当微细而涩，是为相应，反得紧大而滑者，肝木克脾土也。凡此五者，病不应脉，脉不应病，病脉相反，皆死必也。

---

① 往言：说出去的话。《国语·晋语二》："往言不可及也。"

卷之三

十八难曰：脉有三部，部有四经，手有太阴、阳明，足有太阳、少阴，为上下部，何谓也？

三部，寸、关、尺也。部有四经，通两手而言，每部各有四经，合为十二经也。肺最居上，肾最在下，肺为手太阴，大肠手阳明，二者属金，相为表里。金浮于上，居于上部。肾为足少阴，膀胱足太阳，二者属水，相为表里，水性下流，居于下部。此言何谓，下文见之。

然。手太阴、阳明，金也，足少阴、太阳，水也，金生水，水流下行而不能上，故在下部也。足厥阴、少阳，木也，生手太阳、少阴火，火炎上行而不能下，故为上部。手心主、少阳，火，生足太阴、阳明土，土主中宫，故在中部也。此皆五行子母更相生养者也。

手太阴肺、手阳明大肠二经属金，足少阴肾、足太阳膀胱二经属水，金能生水，金浮于上而不下，故为上部。水性下流而不能上，故为下部。足厥阴肝、足少阳胆二经属木，手少阴心、手太阳小肠二经属火，木能生火，火性炎上而不下，故为上部。手少阳三焦、手厥阴心包络二经属火，足太阴脾、足阳明胃二经属土，手心主相火与三焦之火共生土。五行以土主中宫，故为中部。十二经之脉始于右寸，金生左尺水，水生左关木，木生左寸君火，君火与右尺相火相应、生右关土，土又生右寸金，此是脉中之五行母子相生相养之道。

脉有三部九候，各何所主之？

然。三部者，寸、关、尺也。九候者，浮、中、沉也。上部法天，主胸以上至头之有疾也；中部法人，主膈下至脐之有疾也；下部法地，主脐以下至足之有疾也。审而刺之者也。

三部，寸、关、尺也。人之一身，可分作三停，为上、中、下三部，每部又分天、地、人三候，而三候之中，各有浮、中、沉三证，三三见九，是为九候。浮为阳，沉为阴。中者，浮沉之中，阴阳相半也。当详十五难，胃气以明之。寸为上部，法象乎天，主胸以上至头之有疾。关为中部，以应乎人，主膈下至脐之有疾。尺为下部，而应乎地，主脐下至足之有疾。然诊者须当详审而刺，中其证候也。此一节当是十六难答辞，错简在此。

人病有沉滞久积聚，可切脉而知之耶？

然。诊病在右胁有积气，得肺脉结，脉结甚则积甚，结微则气微。

肺之积气曰息贲，可切脉以知其病之甚微。肺有积，其脉当得结。脉来缓时一止复来曰结。阴盛则结也。脉得结之甚，则积亦甚。脉得结之微，则气亦微也。

诊不得肺脉，而右胁有积气者何也？

然。肺脉虽不见，右手脉当沉伏。

其外癥疾同法耶？将异也？

然。结者，脉来去时一止，无常数，名曰结也。伏者，脉行筋下也。浮者，脉在肉上行也。左右表里，法皆如此。假令脉结伏者，内无积聚；脉浮结者，外无癥疾；有积聚脉不结伏，有癥疾脉不浮结，为脉不应病，病不应脉，是为死病也。

此言右胁有肺之积，虽然肺脉不见结，亦当右手之脉见沉伏也。气积于脏属里，故脉当沉伏。倘若外之癥疾，同此诊法否？是不同也。结者，脉来去时一止，无常数也。伏者，脉行筋下属里。浮者，脉行肉上属表。不问积之在左在右，脉之在表在里。凡诊之法，皆同如此推之。假令脉得结而伏，属里而内无脏之积；脉得浮结，属表而外无癥疾。或有积气者，脉不见结伏；有癥疾者，脉不见浮结。此四者是皆相反，为病与脉不相应，皆死病也。上二节当是十七难"连年不已"答辞。

十九难曰：经言脉有逆顺，男女有恒。而反者，何谓也？

然。男子生于寅，寅为木，阳也。女子生于申，申为金，阴也。故男脉在关上，女脉在关下，是以男子尺脉恒弱，女子尺脉恒盛，是其常也。反者，男得女脉，女得男脉也。

恒，常也。脉有阴阳逆顺之道，男女各有常理，今而反者如何？且如岁时，冬至后从子至巳为阳，夏至后从午至亥为阴。人之元气皆始于子，子者，坎位，天一生水，万物之所始也。男子从子左行三十至巳，阳也，故三十而娶。女子从子右行二十至巳，阴也，故二十而嫁。巳者，阴阳之分也。从巳怀娠，男娠自巳左旋十月而生于寅，子至寅三阳全也。女娠自巳右旋十月而生于申，午至申三阴全也。又曰寅为木，木生火，火生在寅而性炎上，故男脉在关上。申为金，金生水，水生于申而性流下，故女脉在关下，所以男脉在关上，故尺脉常弱，女脉在关下，故尺脉常盛。反者，是男子尺脉盛，而女子尺脉反弱也。

其为病何如？

然。男得女脉为不足，病在内；左得之病在左，右得之病在右，随脉言之也。女得男脉为太过，病在四肢；左得之病在左，右得之病在右，随脉言之，此之谓也。

男子以阳用事，今阳脉不见于寸口，而寸口反得女子阴弱之脉，是为不及。阴主内，故病在内。左手得之，病在内之左；右手得之，病在内之右也。女子以阴用事，寸口脉常沉弱，今反得男子阳盛之脉，为太过。阳主外，故病在四肢。病得左右亦随脉在左右手而言也。

二十难曰：经言脉有伏匿，伏匿于何脏而言伏匿耶？

然。谓阴阳更相乘、更相伏也。脉居阴部而反阳脉见者，为阳乘阴也，脉虽时沉涩而短，此谓阳中伏阴也；脉居阳部而反阴脉见者，为阴乘阳也，脉虽时浮滑而长，此谓阴中伏阳也。乘，去声。

伏匿者，阴阳偏胜，更相乘，更相伏也。尺之阴部见浮滑长大之脉，为阳乘阴也。阴虚不足，故阳入乘之。又于寸口阳脉之中，有时或见沉涩短小之脉，是阳伏阴也。若寸口阳部见沉涩微短之脉，为阴乘阳也。阳虚不足，故阴往乘之。又于尺部阴脉之中，有时或见浮滑长大洪数之脉，是阴中伏阳也。

重阳者狂，重阴者癫。脱阳者见鬼，脱阴者目盲。重，平声。

重阳者，谓阳部中更加洪大滑数浮长之脉，故令人发狂，弃衣登高也。重阴者，谓阴部中更加微涩沉短之甚，故令人发癫，僵仆于地，闭目不惺①，良久复苏也。脱阳者，无阳气也，谓寸脉细微之甚，则令人见幽阴之鬼。脱阴者，无精气也，谓尺脉微细之甚，是阴气已脱，五脏不能营于目，故目盲无所视也。此节当在五十九难，错简在此。

二十一难曰：经言人形病，脉不病，曰生；脉病，形不病，曰死，何谓也？

然。人形病，脉不病，非有不病者也，谓息数不应脉数也，此大法。

脉病形不病，名曰行尸。谓人虽能行，其尸已死矣。人形病脉不病者，岂有不病者耶？谓病形已具，而脉反得和缓而平，是病形既羸瘦，气血不足，呼吸迟缓，则脉之动息亦迟慢，不能如平人一日一夜计一万三千五百息之

———
① 惺：清醒。

数，是为息数不能与脉数相应也。此难答文，似当有
阙误。

二十二难曰：经言脉有是动，有所生病。一脉辄变为
二病者，何也？

然。经言是动者，气也；所生病者，血也。邪在气，
气为是动；邪在血，血为所生病。

仲景言动脉是数脉见于关上，上下无头尾，如豆大，
厥厥动摇者，名曰动，阴阳之气相博耳。气为阳，血为
阴，二者相为表里而循经络。气先中于邪，则气为之是
动。气既受邪，必传与血，故血壅不行，而病所由生。此
所谓一脉之动变为气血两般之病也。

气主呴之，血主濡之。气留而不行者，为气先病也；
血滞①而不濡者，谓血后病也。故先为是动，后所生也。
呴，香句反。濡，音儒。

呴，吹嘘也。濡，润泽也。气主吹嘘往来而不息，血
主润泽经络而不枯。气为风邪所博，则留止而不行，而为
之是动，此气之先病而传与血，血复受风邪，故壅滞而不
濡，而血亦从而病焉。是知气先病乃有是动，血后病之所
由生也。

二十三难曰：手足三阴三阳，脉之度数，可晓以不？

然。手三阳之脉，从手至头，长五尺，五六合三丈。
手三阴之脉，从手至胸中，长三尺五寸，三六一丈八尺，

①　滞：《难经本义》《难经集注》均作"壅"。

五六三尺，合二丈一尺。足三阳之脉，从足至头，长八尺，六八四丈八尺也。足三阴之脉，从足至胸，长六尺五寸，六六三丈六尺，五六三尺，合三丈九尺。人两足蹻脉，从足至目，长七尺五寸，二七一丈四尺，二五一尺，合一丈五尺。督脉、任脉各长四尺五寸，二四八尺，二五一尺，合九尺。凡脉长一十六丈二尺，此所谓经脉长短之数也。不、否同。蹻，音脚。又，去遥反。数，如字。

手足各有三阴三阳，为十二经。纪氏①曰：十二经周行一身，分流如派②，其尺寸之数，然各有长短焉。手之三阳从手走至头，手之三阴从腹走至手，足之三阳从头下走至足，足之三阴从足上走入腹。又兼督任阳蹻之脉，其相通灌，周游于身。然阳蹻与督任脉非十二经数，乃奇经也。奇经八脉独此三经与十二经相灌，余经不得相通者，谓阳维与阴维皆维络于身，带脉回身一周，冲脉起于气冲，并足阳明之经，夹脐上行而散。阴蹻起于跟中，上行至咽喉，交贯冲脉，谓行经尽，不能与十二经相继，以此不得相通灌，故此不言长短之数。今十二经与督任阳蹻之脉长短丈尺之数，共合得一十六丈二尺。

经脉十二，络脉十五，何始何穷也？

然。经脉者，行血气，通阴阳，以荣于身者也。其始

---

① 纪氏：即纪天锡，金代医家，字齐卿，山东泰安人，尝撰《集注难经》五卷。

② 派：水分道而流。

从中焦，注手太阴、阳明；阳明注足阳明、太阴；太阴注手少阴、太阳；太阳注足太阳、少阴；少阴注手心主、少阳；少阳注足少阳、厥阴；厥阴复还注手太阴。别络十五，皆因其原，如环无端，转相灌溉，朝于寸口、人迎，以处百病，而决死生也。别，如字。转，去声。朝，音潮。处，上声。

经者，径也。经脉流行，血气流通，径路往来，以荣华一身者也。络者，经之旁出者也。络之余曰孙络。十二经即有十二络。余三络者，阳跷、阴跷之络及脾之大络也，共成十五络也。每平旦血脉流通始从中焦而起，先注肺与大肠，大肠注胃与脾，脾注心、小肠，小肠注膀胱与肾，肾注心包络、三焦，三焦注胆与肝，血脉至肝而脏。明日平旦从中焦复还注肺，余十五络因随经之本原以相流通。血脉循环，终而复始，灌溉经络之中。每平旦则诸脉皆朝于右手寸口，寸口即气口也，本经言人迎，盖传写之误也。寸口乃脉之大会，故能知五脏六腑之病，以决其吉凶也。

经云：明知终始，阴阳定矣①。何谓也？然。终始者，脉之纪也。寸口、人迎，阴阳之气，通于朝使，如环无端，故曰始也。终者，三阴三阳之脉绝，绝则死。死各有形，故曰终也。朝，音潮。使，去声。

万物皆有阴阳，故终始在阴阳之所定，乃脉道之纪纲

---

① 明知终始，阴阳定矣：语本《灵枢·终始》。

也。本经"人迎"亦当作"气口"。言三阴三阳之经脉自平旦朝会于右寸气口而始循环者，始也，阳也；终至三阴三阳之脉绝而死者，终也，阴也。死各有形者，谓足少阴气绝之形，在齿长而枯、肉濡；足太阴气绝之形，在肉满唇反；足厥阴气绝之形，在舌卷卵缩；手太阴气绝之形，在皮枯毛折；手少阴气绝之形，在面黑如黧；三阴气绝之形，在目眩目瞑，六阳气俱绝，在汗出如珠。气之将绝而死，则各见其形，以示终也。

二十四难曰：手足三阴三阳气已绝，何以为候，可知其吉凶不？

然。足少阴气绝，即骨枯，少阴者，冬①脉也，伏行而温于骨髓，故骨髓不温，即肉不着骨。骨肉不相亲，即肉濡而却，肉濡而却，故齿长而枯，发无润泽，无润泽者，骨先死。戊日笃，己②日死。濡，音软。长，上声。先，去声，下同。

却，缩也。吉凶，生死之兆，可候其证而知之，此言足少阴肾之经，内主骨，外荣发。今肾之绝则骨枯发焦，先示死之兆。肾属水，故死于戊己土日，土克水也。

足太阴气绝，则脉不营其口唇，口唇者，肌肉之本也，脉不营，则肌肉不滑泽，肌肉不滑泽，则肉满，肉满则唇反，唇反则肉先死。甲日笃，乙日死。 反，平声。

---

① 冬：《难经集注》作"肾"，按文例，作"肾"为是。

② 己：原为"巳"。戊己，土也。据文义改。下同。

足太阴脾之经，主肌肉，其华在唇，其窍在口。脾之绝则肉满唇反，先示死之兆。脾属土，故死于甲乙木日。木克土也。

足厥阴气绝，即筋缩引卵与舌卷。厥阴者，肝脉也。肝者，筋之合也。筋者，聚于阴器而络于舌本。故脉不营，则筋缩急；筋缩急即引卵与舌，故舌卷、卵缩，此筋先死。庚日笃，辛日死。卷，上声。

足厥阴肝之经，内主筋，外荣爪，肝之绝则筋缩爪枯，先示死之兆。肝属木，故死于庚辛金日，金克木也。

手太阴气绝，即皮毛焦。太阴者，肺也，行气，温于皮毛者也。气弗营则皮毛焦，皮毛焦则津液去，津液去即皮节伤，皮节伤则皮枯毛折，毛折者则毛先死。丙日笃，丁日死。津液，音精亦。

手太阴肺之经，主皮毛，肺之绝则皮枯毛折，先示死之兆。肺属金，故死于丙丁火日，火克金也。

手少阴气绝，则脉不通，脉不通则血不流，血不流则色泽去，故面色黑如黧，此血先死。壬日笃，癸日死。黧，力支反，色黑而黄也。

手少阴心之经，主血脉，心之绝则血脉不营，故面色如黧，是血脉先示死之兆。心属火，故死于壬癸水日，水克火也。

三阴气俱绝，则目眩转目瞑；目瞑者，为失志；失志者则志先死。死即目瞑也。眩，音悬。瞑，音冥。

眩转，目反也。瞑，目闭也。志者，五志也。肝志怒，心志喜，脾志思，肺志忧，肾志恐。五脏之脉皆属于三阴，皆应会于目。三阴之气绝，五脏之脉绝矣。五脏之脉既绝，不能营于目，故目或反或闭，而不识人，安能志乎喜怒思忧恐也。欲知五脏之绝，先察其志，欲知其志，先观其目之眩瞑也，是志先死矣。

六阳气俱绝，则阴与阳相离，阴阳相离，即腠理泄，绝汗乃出，大如贯珠，转出不流，即气先死。且占夕死，夕占旦死。腠，音奏。占，平声。

六阳者，手足三阳府也。手三阳通天气曰阳，足三阳通地气曰阴。天地否隔，阴阳相离，则腠理开泄，故汗出不流，此气之先死也。占者知不满一日而死。

二十五难曰：有十二经，五脏六腑十一耳，其一经者，何等经也？

然。一经者，手少阴与心主别脉也，心主与三焦为表里，俱有名而无形，故言经有十二也。别，彼列反。

手少阴是真心脉，为君火；手心主是心包络脉，为相火，与三焦合为表里，二者俱有其名而无其形。心包络乃漫脂之外，有细筋膜如丝，与心肺相连，属手厥阴经，以凑五脏六府为十二经也。三焦详见三十一难。

二十六难曰：经有十二，络有十五，余三络者，是何等络也？

然。有阳络，有阴络，有脾之大络。阳络者，阳蹻之

络。阴络者，阴蹻之络也。故络有十五焉。

蹻，音脚。又，去遥反。

经之支派而旁出者为络。

按：十二经有十二络，余三络者，阳络、阴络，阳蹻、阴蹻之络也。除小络之外，有一大络是脾之大络，是故共有十五络也。蹻说见下难。

二十七难曰：脉有奇经八脉者，不拘于十二经，何谓也？

然。有阳维，有阴维，有阳蹻，有阴蹻，有冲，有督，有任，有带之脉。凡此八脉者，皆不拘于经，故曰奇经八脉也。

经者，常经而不变也。奇经者，奇异各别于正经，不在十二经之拘制也。

经有十二，络有十五，凡二十七气，相随上下，何独不拘于经也？

然。圣人图设沟渠，通利水道，以备不然。天雨降下，沟渠溢满，当此之时，霶霈①妄行，圣人不能复图也。此络脉满溢，诸经不能复拘也。霶霈，音滂沛。复，扶又反。

十二经十五络，合二十七气，相随上下。此奇经八脉何故不拘于经？圣人计设沟渠，通利水道，以防不测。忽然天降猛雨，沟渠满溢，圣人不能复设计，从仍霶霈泛滥

---

① 霶霈：双声连语，亦作"滂沛"，大水涌流貌。比喻人身经脉中气血流行。

横流。譬若经脉隆甚，满溢泛流于奇经八脉，别道而行，是则诸经听从，妄行别道，不能拘束之也。

二十八难曰：其奇经八脉者，既不拘于十二经，皆何起何继也？

八脉既不伏十二经之拘束，然始从何起？终何所继断处也？

然。督脉者，起于下极之俞，并于脊里，上至风府，入属于脑。

下极，长强穴也，在脊骶。风府穴，在脑后发上三寸。

批注：《铜人》《明堂》同云：风府，发上一寸。督，都也。人背为阳，故督脉能督行诸脉，复能收拾诸脉，而为阳脉之都纲。

任脉者，起于中极之下，以上至毛际，循腹里，上关元，至喉咽。

脐下三寸曰关元，四寸曰中极。毛际，阴毛之际也。任者，妊也，犹人生养之元气。

冲脉者，起于气冲，并足阳明之经，夹脐上行，至胸中而散也。

气冲穴，在少腹毛中两旁各二寸，足阳明脉之所发处。以上三者之脉，皆始于气冲，一源而分三歧，督脉行背而应乎阳，任脉行腹而应乎阴，冲脉若街之冲而直行于上，为十二经脉之海，总领诸经者也。

带脉者，起于季胁，回身一周。

季胁在胁下，接腰骨之间，即章门穴也。回，绕也。绕身一周如束带，故名带也。

阳蹻脉者，起于跟中，循外踝上行，入风池。阴蹻脉者，亦起于跟中，循内踝上行，至咽喉，交贯冲脉。

循外踝，申脉穴也。风池穴，在项后发际陷中。循内踝，照海穴也。外踝至风池，脉行于背应乎阳，为阳蹻。内踝至咽喉，脉行于腹应乎阴，为阴蹻。蹻者，捷疾也，言此脉之行，如动足之行步而捷疾也。

阳维、阴维者，维络于身，溢畜不能环流溉灌诸经者也。故阳维起于诸阳会也，阴维起于诸阴交也。

维，持也。阳维持诸阳，阴维持诸阴。包络诸经，维持一身，谓诸阳之会。如府会太仓之类是也。诸阴交者，如足太阴之循胻骨，交出厥阴之前；足厥阴之脉，交出太阴之后，此类是也。"溢畜不能环流溉灌诸经者也"，此十二字，或云衍文，或云当在下文"亦不能拘之"之下。

比于圣人图设沟渠，沟渠满溢，流于深湖，故圣人不能拘通也。而人脉隆甚，入于八脉而不环周，故十二经亦不能拘之。其受邪气，畜①则肿热，砭射之也。畜，非入声。砭，悲廉反。射，音石。

此之八脉，比如圣人设沟渠，水满流于湖，圣人复不能拘通。人脉隆甚，泛溢横流于八脉，别道而行，却不环

---

① 畜：通"蓄"。《广雅·释诂三》："蓄，聚也。"

流于诸经，故十二经亦不能拘制，故八脉因此受其邪，遂畜热在内，则为疮疡热肿，当以砭石而射之。射，犹刺也。

二十九难曰：奇经之为病何如？

然。阳维维于阳，阴维维于阴。阴阳不能自相维，则怅然失志，溶溶不能自收持。阳维为病苦寒热，阴维为病苦心痛。阴跷为病，阳缓而阴急，阳跷为病，阴缓而阳急。冲之为病，逆气而里急。督之为病，脊强而厥。任之为病，其内苦结，男子为七疝，女子为瘕聚。带之为病，腹满，腰溶溶若坐水中。此奇经八脉之为病也。

强，去声。疝，所晏反。瘕，音加。

阳维维持诸阳之脉，阴维维持诸阴之脉。二脉既受邪，阴阳不能相维持，则怅然惊恐而失志，溶溶然如恍惚不能自收拾、主持其身。故阳维病在外属表，故外有寒热。阴维病在内属里，阴为血，血，心之所主，故内心痛。

阴跷为病，邪在阴经，故阴脉紧急，阳不受邪，其脉自舒缓。阳跷为病，邪在阳经，故阳脉紧急，阴不受邪，其脉自舒缓也。

冲脉有邪，其气逆而不上，是不能冲于胸中而散，乃结聚于腹中而急痛也。

督之病，督脉在脊，督为阳，阳受邪，阴阳不能相顺接，故脊强而手足厥冷也。

任之病，主腹内结积而不散。男子因气之结积，为七疝之疾；女子因血之停聚，为八瘕之疾。

带之病，主腹胀满，缘带脉绕身一周，故其腰不知所之，溶溶然如坐水中也。

卷之四

三十难曰：荣气之行，常与卫气相随不？

然。经言人受气于谷，谷入于胃，乃传与五脏六腑，五脏六腑皆受于气，其清者为荣，浊者为卫，荣行脉中，卫行脉外，荣周不息，五十而复大会，阴阳相贯，如环无端，故知荣卫相随也。不，上音否，下如字。

荣，华也。卫，护也。人之一身，必资血气以荣华护卫，故曰血为荣、气为卫也。人之血气，必须饮食之所养，故受气于谷，谷入于胃，乃输精于脾，脾乃散之于五脏六腑，是皆受气于胃者也。五脏六腑各得胃之气，复以清浊而分之。清者属阴，为血为荣，行于脉内。浊者属阳，为气为卫，行于脉外。二者相为表里，内外相合，随脉往来，营运不息。昼行二十五度，夜行二十五度。至平旦时，诸脉大会于寸口手太阴，阴阳相合，贯串流通，如环无端，故知荣卫之相从随也。五十度数详见第一难。

三十一难曰：三焦者何禀何生？何始何终？其治常在何许？可晓以不？

然。三焦者，水谷之道路，气之所终始也。不，音否。

纪氏曰：三焦者，禀原气以资始，合胃气以资生，上达胸中而为用，往来通贯，宣布无穷，造化出内，作水谷之道路，为气之所终始也。

上焦者，在心下，下鬲①，在胃上口，主内而不出，其治在膻中，玉堂下一寸六分，直两乳间陷者是。中焦者，在胃中脘，不上不下，主腐熟水谷，其治在脐旁。下焦者，在脐下，当膀胱上口，主分别清浊，主出而不内，以传道也，其治在脐下一寸，故名曰三焦，其府在气街。一本云冲。内，音纳。膻，徒亶反。脘，古卵反。别，必列反。

上焦之治在膻中，本经说之明耳。中焦之治在脐旁，脐之两旁各一寸，天枢穴也。下焦之治在脐下一寸，阴交穴也。气街者，阴阳之道路，原气之所藏，在少腹毛中各二寸是也，乃阳明之脉所发处，足阳明胃化谷之气。夫三焦发用，贯通十二经络，往来上下，腐熟水谷，营运气血，皆三焦所主。虽假原气而为用，必资胃气以为本，是知气街为三焦之府。一作气冲，气冲者，十二经之根本，诸经行气之府，其义亦通。

三十二难曰：五脏俱等，而心肺独在鬲上者，何也？

然。心者血，肺者气，血为荣，气为卫，相随上下，谓之荣卫，通行经络，营周于外，故令心肺在鬲上也。

心主血，肺主气。血为荣，气为卫。荣行脉中，卫行脉外，循游经络，营周于外，通天之气，应阳之象而主乎动而浮于上，故得居于鬲上。又心为君主，肺为华盖，是位尊乎上也。

---

① 鬲：通"膈"，即横膈膜。《素问·五脏生成论》："心烦头痛，病在鬲中。"

三十三难曰：肝青象木，肺白象金。肝得水而沉，木得水而浮；肺得水而浮，金得水而沉。其意何也？

然。肝者，非为纯木也。乙角也，庚之柔，大言阴与阳，小言夫与妇，释其微阳，而吸其微阴之气。其意乐金，又行阴道多，故令肝得水而沉也。肺者，非为纯金也。辛商也，丙之柔，大言阴与阳，小言夫与妇，释其微阴，婚而就火。其意乐火，又行阳道多，故令肺得水而浮也。肺熟而复沉，肝熟而复浮者，何也？故知辛当归庚，乙当归甲也。乐，音洛。令，平声。

阴乃沉，阳乃浮，自然之理也。言，犹论也。夫妇亦阴阳之道。若论肝当随木而浮，今反得水而沉者，肝属木，阳也，然非纯木，亦非纯阳。甲属阳，乙属阴。乙带金之气，是金之变运。木虽属阳，金乃属阴。此从大论，法阴阳也，又从小可论，夫妇之道也。肝属东方甲乙木，是角音，畏西方庚辛金，甲兄释其乙妹，嫁与庚为妇，是庚之柔也。遂释去随甲兄微阳之性而吸受乙阴之气以怀金之性，以乐金之意。又况木受胞胎之气在七月，长生在十月，自七月至十二月皆阴道，故木行阴道多，此肝所以得水而沉也。肝既熟而复浮，是死则复归于甲而还木之元性也。肺当随金而沉，今反得水而浮者，肺属金，阴也，然非纯金，亦非纯阴。庚属阳，辛属阴，金用火方成器，是带火之性。金属阴，火属阳，此是大论，法阴阳也，又从小可论夫妇之道，肺属西方庚辛，是商音，畏南方丙丁火，辛妹释去随庚兄微阴之性，嫁与丙为妇，归就于火，以从火之性，以乐火之意。又况金受胞胎之气在于寅，长生于巳，自寅至未皆阳道，故金行阳道多，此肺所以得水而浮也。肺既熟而复沉，是死则复归于庚而还金之元性也。

三十四难曰：五脏各有声、色、臭、味，皆可晓知以不？

然。《十变①》言：肝色青，其臭臊，其味酸，其声呼，其液泣；心色赤，其臭焦，其味苦，其声言，其液汗；脾色黄，其臭香，其味甘，其声歌，其液涎；肺色白，其臭腥，其味辛，其声哭，其液涕；肾色黑，其臭腐，其味鹹，其声呻，其液唾。是五脏声、色、臭、味也。不，音否。鹹，音咸。臊，苏曹反。呻，音申。

五脏各有所主。肝主色，应甲乙木；心主臭，应丙丁火；脾主味，应戊己土；肺主声，应庚辛金；肾主液，应壬癸水。五脏各有声、色、臭、味、液，五者之变，合五府则为十变也。

肝主五色之变，五脏之色由肝木之气更相灌布，各从其类。肝属东方木，木之发，其色青，得火之变，其臭臊。木曲直作酸，其味酸，取其收敛也。木受金之变，发声为呼，目为肝之窍，水行液于肝，主泣在目也。

---

① 十变：腾万卿曰："十变，古书篇目。"（《难经古义》）按：本书引《十变》者凡三处。除本难外，又见于六十三及六十四难。

心位南方火，木之布色在火则赤，五臭之变在乎火。五脏五臭火盛则焦苦，其臭焦，其味苦，取其燥泄也。金变入火，成夫妇之道，相见必发声为言。水行液于火，水火交泰，蒸而成汗也。

脾属中央土，木之布色在土乃黄，火之化土，其臭香，脾土缓，甘味亦缓，故行五味以养五脏。其味在本脏则甘，故从本类。金变其声歌，金土相生，母子相见，发声歌乐。水行液于脾为涎，口乃脾之窍，故涎从口出也。

肺属西方金，木之布色至肺乃白，火之变在金则腥，土之授味于肺为辛，取其散润也。五音之发在乎金，金主肃杀，凄怆悲愁，其声主悲。鼻乃肺之窍，水行液在肺为涕，故从鼻中出也。

肾属北方水，木之布色在肾乃黑，火主臭，在水其臭腐，土之授味在水则润下作咸，取其柔软也。金变其声呻，子之见母乃发娇呻之声。五液皆出于水，水行五液分灌五脏，诸脏各有液，肾主骨，则肾之液从齿中而生为唾也。

五藏有七神，各何所藏耶？

然。藏者，人之神气所舍藏也，故肝藏魂，肺藏魄，心藏神，脾藏意与智，肾藏精与志也。

五藏之藏，去声；余藏字并平声。

神者，灵也。七神者，魂、魄、神、精、志、意、智也。随神往来者谓之魂，并精出入者谓之魄，两精相薄谓之神，两神相薄谓之精。神者，精气之化也。精者，神气之本也。在心为志，心有所发谓之意，辨别是非谓之智。此七者之神，分于五脏以舍藏之，故肝藏魂，肺藏魄，心藏神，脾藏意与智，肾藏精与志也。若其脏一亏，则神无所守，正邪相并，各遂其脏而变现焉。

三十五难曰：五脏各有所府，皆相近，而心肺独去大肠、小肠远者，何谓也？

经言心荣肺卫，通行阳气，故居在上，大肠、小肠传阴气而下，故居在下，所以相去而远也。①

五脏之腑胃近脾，胆近肝，膀胱近肾而心肺在鬲上，大肠小肠在鬲下，何故不相近。心主血为荣，肺主气为卫，血与气皆轻清阳动之物，心肺通行，阳浮于上，故在上部。大肠、小肠传导迎送重浊秽污阴静之物，阴沉于下，故在下部。

又诸腑者，皆阳也，清净之处。今大肠、小肠胃与膀胱，皆受不净，其意何也？

然。诸腑者，谓是非也。经言：小肠者，受盛之腑也。大肠者，传写行道之腑也。胆者，清净之腑也。胃者，水谷之腑也。膀胱者，津液之腑也②**。一腑犹无两名，故知非也。小肠者，心之腑。大肠者，肺之腑。胃者，脾**

---

① 经言心荣肺卫……所以相去而远也：依据全书的体例，"经言"二字前当有"然"字。

② 小肠者受盛之腑……津液之腑：语本《灵枢·本输》。

之腑。胆者，肝之腑。膀胱者，肾之腑。小肠谓赤肠，大肠谓白肠，胆者谓青肠，胃者谓黄肠，膀胱者谓黑肠，下焦之所治也。盛，平声。泻，去声。

诸腑皆阳经，最为清静之处，今诸腑皆受不净之物何哉？谓诸腑各有名，如小肠名受盛之腑，大肠名传道之腑，胃名水谷之腑，膀胱名津液之腑，故各有其名，皆非名清净。惟胆名清净之腑也，是胆之一腑更无别名，故知诸腑非皆是清净也，腑之肠色各随其脏之色而言，通为下焦之所主治也。

三十六难曰：脏各有一耳，肾独有两者，何也？

然。肾两者，非皆肾也。其左者为肾，右者为命门。命门者，诸神精之所舍，原气之所系也；故男子以藏精，女子以系胞。故知肾有一也。系，音计。藏精之藏，平声。

命门属火，肾属水，虽名位不同，所属亦异，然其气则相通矣，故命门取论与肾同。肾居坎位，坎卦（☵①）初六、六三是坤象，九二是乾象。乾坤之交而成坎，乾为父，坤为母。夫人之原气感父母之交所生，坎属水，司子位，天一生水，地六成之，所以原气始于子，故人之所生，先生命门。命门与肾通，故云原气之所系也。原气者，生气之元，为十二经之根本，呼吸之门，三焦之原，诸神精所聚之处，是知男子以藏精，女子以系胞胎。

---

① ☵：原为"三"据《周易》改。

三十七难曰：五脏之气，于何发起，通于何许，可晓以不？

然。五脏者，当上关于九窍也，故肺气通于鼻，鼻和则知香臭矣；肝气通于目，目和则知白黑矣；脾气通于口，口和则知谷味矣；心气通于舌，舌和则知五味矣；肾气通于耳，耳和则知五音矣。五脏不和，则九窍不通，六腑不和，则留结为痈。痈，音雍。

九窍，耳目口鼻为阳七窍，大小便为阴二窍。鼻为肺之窍以司闻，目为肝之窍以司视，口为脾之窍以司食，舌为心之窍以司味，耳为肾之窍以司听。五脏之气和，则其窍闻而辨、视而明、听而聪、食而知其味。五脏不和，则荣卫不通，邪气不得外泄，故九窍壅滞，则鼻不闻香臭，目不见青白，耳不听五音，口不思谷气，食不知五味矣。九窍既壅滞，致六府阳气亦不得通和于内，内外不通，故留结为痈疽。

邪在六腑，则阳脉不和；阳脉不和，则气留之；气留之则阳脉盛矣。邪在五脏，则阴脉不和；阴脉不和，则血留之；血留之则阴脉盛矣。阴气太盛，则阳气不得相营也，故曰格。阳气太盛，则阴气不得相营也，故曰关。阴阳俱盛，不得相营也，故曰关格。关格者，不得尽其命而死矣。大，音太。格，与隔同。

血为荣是阴，气为卫是阳，阴阳交泰，荣卫调和，血气自然相营运，是谓曰和。邪在六腑为阳邪，是气留在外则阳气不和，故阳脉甚矣。邪在五脏为阴邪，是血留在内则阴气不和，故阴脉甚矣。阴阳不可偏胜，阴甚则拒于阳，使气不相通也，故曰隔；阳甚则闭于阴，使血不能行也，故曰关。阴阳俱甚，则阴中无阳，阳中无阴，阴阳相离，使荣卫否塞，气血不相营运，此则五脏六腑皆受邪也，故曰关格。关格者，是不得尽其命而死矣。

经言气独行于五脏，不营于六腑者，何也？

然。夫气之行如水之流，不得息也，故阴脉营于五脏，阳脉营于六腑，如环无端，莫知其纪，终而复始，而不覆溢，人气内温于脏腑，外濡于腠理。濡，音儒。

三阴之脉属乎脏，三阳之脉属乎腑。脏腑之脉俱营则阴阳不偏使，血气营运，往来无滞，出入脏腑，周流一身，日夜循行，如环无端，终而复始，无有尽纪。此气血均平，则脉无覆溢之患。故人之气血在内则温养脏腑，在外则濡润腠理皮肤也。覆溢解见第三难。

三十八难曰：脏唯有五，腑独有六者，何也？

然。所以腑有六者，谓三焦也，有原气之别焉，主持诸气，有名而无形，其经属手少阳。此外腑也，故言腑有六焉。别，此①列反。

五脏，心、肝、脾、肺、肾也。每一脏有一府，小肠、大肠、胆、胃、膀胱也。今腑有六，是一腑三焦也。

---

① 此：据文义当作"比"。

三焦详见三十难。原气，指命门也。见三十六难。三焦专一主持诸气，有名无形，是为外腑，故有六腑也。

三十九难曰：经言腑有五，脏有六者，何也？

然。六腑者，正有五腑也。五脏亦有六脏者，谓肾有两脏也。其左为肾，右为命门。命门者，精神之所舍也，男子以藏精，女子以系胞。其气与肾通。故言脏有六也。腑有五者何也？然。五脏各一腑，三焦亦是一腑，然不属于五脏，故言腑有五焉。"脏精"之"脏"，平声。系，音计。

腑实只有五，今有六者，一腑是三焦，有名无形者也。脏本五脏，此言六者，是肾分为两脏，左为肾，右为命门。命门之脉取论与肾脉相同，故实只有五脏也。

四十难曰：经言肝主色，心主臭，脾主味，肺主声，肾主液。鼻者肺之候，而反知香臭；耳者肾之候，而反闻声，其意何也？

然。肺者西方金也，金生于巳，巳者南方火，火者心，心主臭，故令鼻知香臭；肾者北方水也，水生于申，申者西方金，金者肺，肺主声，故令耳闻声。

纪氏曰：肝主色者谓肝属木而应春，当春物皆有色，故肝主色。心主火而应夏，火主焦物，故心主臭。脾主土而应季夏，味自土生，故脾主味。肺属金而应秋，金之有声，故肺主声。肾主水而应冬，水性濡润，故肾主液。鼻为肺之候，肺主声而反知香臭。耳为肾之候，肾主液而反闻声，其意何如？然。肺者西方金也，金受气于寅，长生于巳，巳为火，火者心，心主臭。金长生在于心之位，乃得心之气，故鼻闻其香臭矣。肾者北方水，水受气于巳，长生于申，申为金，金者肺也，肺主声，水长生于申金之位，乃得金之气，故令耳闻其声矣。

四十一难曰：肝独有两叶，以何应也？

然。肝者，东方木也。木者，春也。万物之始生，其尚幼小，意无所亲，去太阴尚近，离太阳不远，犹有两心，故令有两叶，亦应木叶也。应，上平声，下去声。离，去声。

肝属东方木，应于春。万物始生尚幼小，离父母之怀抱尚近而不远，离恋之间，犹有两心，故肝有两叶，亦应木之有叶也。太阳膀胱水旺在冬，水能生木，为父之道；太阴脾土旺四季，在三月，土能滋养万物，为母之道。故云"去太阴尚近，离太阳不远"也。

四十二难曰：人肠胃长短，受水谷多少各几何？

然。胃大一尺五寸，径五寸，长二尺六寸，横屈，受水谷三斗五升，其中常留谷二斗，水一斗五升。小肠大二寸半，径八分，分之少半，长三丈二尺，受谷二斗四升，水六升三合，合之大半。回肠大四寸，径一寸半，长二丈一尺，受谷一斗，水七升半。广肠大八寸，径二寸半，长二尺八寸，受谷九升三合，八分合之一。故肠胃凡长五丈八尺四寸，合受水谷八斗七升六合，八分合之一，此肠胃长短，受水谷之数也。合，音各，下同。"合受"之"合"，如字。

胃，俗名肚也。大，围也。径，直也。回肠，即大肠也，当脐右回叠积十六曲，故名回肠。广肠，即肛门也。

肝重四斤四两，左三叶右四叶，凡七叶，主脏魂。脏，平声，下同。

肝有七叶，应春木之有叶也。随神往来谓之魂，魂者，神明之辅弼也，肝藏魂。

心重十二两，中有七孔三毛，盛精汁三合，主藏神。盛、脏，并平声，下同。

心有七孔三毛，是上智之人也。五窍二毛，中智人也。三窍一毛，下智人也。常人心有二窍无毛。愚人心有一窍。下愚之人，心有一窍甚小。心藏神，心无窍则神出入无门，故无色果。两精相搏谓之神，神者，精气所化也。

脾重二斤三两，扁广三寸，长五寸，有散膏半斤，主裹血，温五脏，主藏荣。散，上声。脏，上去声，下平声。

散膏主裹血，脾受胃水谷之气，分散五脏，是温五脏。各脏受其气化而为血脉，血为荣，故脾藏荣，一本作藏意。

肺重三斤三两，六叶两耳，凡八叶，主藏魄。

并精出入谓之魄。魄者，精气之匡佐①也。肺藏魄。

---

① 匡佐：匡正辅助。

肾有两枚，重一斤二^①两，主藏志。

肾两枚，左者肾，右者命门。意之所存者谓之志，肾藏志。

胆在肝之短叶间，重三两三铢，盛精汁三合。铢，音殊。

胆是肝之腑，故在肝之短叶间。三铢秤是今之一钱二分半。胆为清净之腑，不受污秽私曲，主果敢决断。

胃重二斤十四两，纡曲屈伸，长二尺六寸，大一尺五寸，径五寸，容谷二斗，水一斗五升。小肠重二斤十四两，长三丈二尺，广二寸半，径八分，分之少半，左回叠积十六曲，容谷二斗四升，水六升三合，合之大半。大肠重二斤十二两，长二丈一尺，广四寸，径一寸，当脐右回叠积十六曲，盛谷一斗，水七升半。膀胱重九两二铢，纵广九寸，盛溺九升九合。口广二寸半，唇至齿长九分，齿以后至会厌，深三寸半，大容五合。舌重十两，长七寸，广二寸半。咽门重十两，广二寸半，至胃长一尺六寸。喉咙重十二两，广二寸，长一尺二寸，九节。肛门重十二两，大八寸，径二寸大半，长二尺八寸，受谷九升三合，八分合之一。

广，大围也。二铢即今之八分。六铢即二钱半也。纵，直也。会厌，咽喉也。咽，咽也。咽门透胃，可咽物而至于胃也。喉咙，通气往来者也。咽、咙二者，虽并

---

① 二：《难经本义》《难经集注》作"一"。

行，其实各异。肛门，又名广肠。

四十三难曰：人不食饮，七日而死者，何①？

然。人胃中常有留谷二斗，水一斗五升，故平人日再至圂②，一行二升半，日中五升，七日五七三斗五升，而水谷尽矣，故平人不食饮七日而死者，水谷津液俱尽，即死矣。圂，七正反。

人为万物之灵，心③资饮食以为养。苟不食饮则津液耗绝，荣卫不行，筋脉失养，至七日，胃中水谷之气去尽则死矣。此指平人而论也。

四十四难曰：七冲门何在？

然。唇为飞门，齿为户门，会厌为吸门，胃为贲门，太仓下口为幽门，大肠小肠会为阑门，下极为魄门，故曰七冲门也。厌，于盐反。

冲者，冲要往来者也。唇为飞门，动运开张如物之飞来也。齿为户门，饮食由此得入，如家室之门户也。会厌，咽门也，吸入也，会厌为吸门，咽物吸入而不得复出也。胃为贲门，食饮下咽，贲向聚于胃也。太仓亦胃也。太仓下口为幽门，在脐下三寸，谓居于幽暗之处也。大肠小肠会为阑门者，是大肠小肠各受物传化而相会于此，分

---

① 何：《难经本义》《难经集注》作"何也"。
② 圂：厕所。《广雅·释官》："圂，厕也。"
③ 心：据文义当作"必"。

别清浊，查①粕秽浊入广肠，水液渗泄入膀胱，开阑分隔也。下极，肛门也。下极为魄门，主出不主内，上通于肺，肺脏魄，故曰魄门。此七门者，皆水谷变化，相冲出入之门路也。

四十五难曰：经言八会者，何也？

然。腑会太仓，脏会季胁，筋会阳陵泉，髓会绝骨，血会鬲俞，骨会大杼，脉会太渊，气会三焦外一筋直两乳内也。热病在内者，取其会之气穴也。杼，直吕反。

腑会太仓，中脘穴也，在脐上四寸。脏会季胁，章门穴也，在脐上二寸两旁各九寸是也。筋会阳陵泉，穴在膝下一寸外廉是也。髓会绝骨，绝骨是骨名，穴在外踝上四寸，阳辅穴是也。血会鬲俞穴，在背第七椎下两旁相去各一寸五分是也。骨会大杼，在背第一椎两旁相去各一寸五分。脉会太渊，穴在右手寸口。气会三焦穴，膻中是也，在玉堂下一寸六分，直两乳间陷者是也。如热病在内，当其热之所在，取其会之气穴以治之。

---

① 查：通"渣"。《朱子语类·二一·论语·三》："三省固非圣人之事，然是曾子晚年进德工夫，盖微有这些子查滓去未尽耳。"

卷之五

四十六难曰：老人卧而不寐，少壮寐而不寤者，何也？

然。经言少壮者，血气盛，肌肉滑，气道通，荣卫之行不失于常，故昼日精，夜不寤也。老人血气衰，肌肉不滑，荣卫之道涩，故昼日不能精，夜不得寐也，故知老人不得寐也。寐，弥士反。寤，音悟。

寐，睡去也。寤，醒来也。精，清爽也。

四十七难曰：人面独能奈①寒者，何也？

然。人头者，诸阳之会也。诸阴时②皆至颈胸中而还，独诸阳脉皆上至头耳，故令面耐寒也。令，平声。

诸阳者，谓手三阳从手走至头，足三阳从头下走至足。手三阴从腹走至手，足三阴从足上走入腹。是以三阴之脉皆至颈而还，惟诸阳脉皆上至头。又风热在上，寒湿在下。头面，诸阳之会，故耐寒也。

四十八难曰：人有三虚三实，何谓也？

然。有脉之虚实，有病之虚实，有诊之虚实也。

虚者，五脏自虚，真气内夺于外也。实者，内之本实而外之邪气而中伤人也。脉之虚实，脉之而可得；病之虚实，察其证可见；诊之虚实，按之而可知也。

---

① 奈：通"耐"。杜甫《月》："斟酌姮娥寡，天寒奈九秋。"
② 时：《难经本义》《难经集注》作"脉"，是。

脉之虚实者，濡者为虚，紧牢者为实。濡，音软，下同。

濡、软同，指下寻之似有，再再还来，依前却去。病主少气力，五心烦热，脑转耳鸣，下元冷极，岂不为虚也。乃脏真气自夺，病自内出矣。紧，坚牢也。三关通度，按之有余，举指甚数，状若洪弦，主风寒，伏阳上冲，目眩头痛。此外感邪气自外入而甚实也。

病之虚实者，出者为虚，入者为实；言者为虚，不言者为实；缓者为虚，急者为实。

出者为虚，脏真自病，自内而出于外也。入者为实，风寒暑湿自外而入伤人也。言者为虚，五内自病，惺静①而言。不言为实，外感邪气，郁冒昏蒸，故而不言。缓者为虚，病自内出，稽延迟慢。急者为实，外邪所中，风寒湿热，则死生期日之速矣。

诊之虚实者，濡者为虚，牢者为实；痒者为虚，痛者为实；外痛内快，为外实内虚。内痛外快，为内实外虚，故曰虚实也。痒，音养。

濡虚牢实，说见前。痒为虚，谓气血耗虚，不能充其形体，故皮肤痒也。痛者实，气血壅热，滞塞不通而为痛也。轻按之则痛，病在外而浅，邪气在外而不在内，故外痛而内快，此外实内虚也。重按之乃痛，病在内而深，是邪气塞于内而不在外，故内痛而外快，此内实而外虚也。

---

① 惺静：清醒宁静。

四十九难曰：有正经自病，有五邪所伤，何以别之？

然。经言忧愁思虑则伤心，形寒饮冷则伤肺，恚怒气逆、上而不下则伤肝，饮食劳倦则伤脾，久坐湿地、强力入水则伤肾，是正经之自病也。别，彼列反。强，上声。

心宜静以养之，忧愁思虑太多，则劳其神。神劳则疲，是伤于心也。肺宜温，主皮毛，饮冷而冒寒者故伤肺。肝主怒，恚怒则气逆而上，则血滞不行，壅积于心胸而不归养肝，是肝之有伤也。饮食有节，起居有常，是养生之道也。《素问》云：饮食自倍，肠胃乃伤①。若饮食不节，劳役过度，是致脾有伤也。久坐湿地，肾气不能宣行，或强力房事，肾本属水，或入水湿，则邪之胜真，是伤于肾。此五者，正经自生病也。

何谓五邪？

然。有中风，有伤暑，有饮食劳倦，有伤寒，有中湿，此之谓五邪。中，去声，下同。

中风者人之体虚，故风得以中之，是肝之所主也。夏之热甚曰暑，冒于热甚，谓之伤暑，属于火，心之所主也。饮食不节，劳役过度而怠倦，以致胸膈腹胀，是脾所主也。冬月辛苦之人，感冒寒邪，始自皮肤而得之，肺主皮毛，故伤寒，肺所主也。中湿者，风雨山泽蒸气之袭，人多中之，谓肾属水，外受水湿邪气而蒸袭成之，是肾所

---

① 饮食自倍，肠胃乃伤：语见《素问·痹论》。

主也，此谓之五邪。

假令心病，何以知中风得之？

然。其色当赤。何以言之？肝主色，自入为青，入心为赤，入脾为黄，入肺为白，入肾为黑，肝为心邪，故知当赤色也。其病身热，胁下满痛，其脉浮大而弦。

五脏有五色，本经言之详矣。假如心病，何以知中风而得之？是见其面色之赤，而脉带弦也。肝主五色，今乃肝为心之邪，故色见于面。其病身热，本心火之正病。胁下痛者，肝风之证也。浮大，是心脉。弦者，肝脉也。是知肝之风病干于心也。

何以知伤暑得之？

然。当恶臭。何以言之？心主臭，自入为焦臭，入脾为香臭，入肝为臊臭，入肾为腐臭，入肺为腥臭，故知心病伤暑得之，当恶臭。其病身热头①烦，心痛，其脉浮大而散。恶，去声。臊，苏曹反。

五脏有五臭，本经言之详矣，是心主之。今知伤暑因心而得，是观其证当恶五臭。身热，烦而心痛，皆心之证。浮大而散，心之脉也。是知夏之伤暑，心邪自干心也。

何以知饮食劳倦得之？

然。当喜苦味也，虚为不欲食，实为欲食。何以言

---

① 头：《难经本义》作"而"。

之？脾主味，入肝为酸，入心为苦，入肺为辛，入肾为咸，自入为甘，故知脾邪入心，为喜苦味也。其病身热而体重嗜卧，四肢不收，其脉浮大而缓。

五脏五味，本经言之详矣。假如心病，何以知饮食劳倦而得？脾主五味，见其喜苦味也。脾虚不能消谷，故不欲食。脾实消谷善饥，故欲食。其病身热，本心火所主。体重嗜卧、四肢不收者，脾之证也。浮大，心脉。缓，脾脉也。因知脾邪干于心也。

何以知伤寒得之？

然。当谵言妄语。何以言之？肺主声，入肝为呼，入心为言，入脾为歌，入肾为呻，自入为哭，故知肺邪入心为谵言妄语也。其病身热，洒洒恶寒，甚则喘咳，其脉浮大而涩。恶，去声。

五脏五声，本经言之详矣。假如心病，何以知因伤寒得之？肺主五声，心发声为言，心受肺邪，故谵言妄语而无次也。其病身热，本心火所主。洒洒恶寒，是肺主皮毛，其邪在皮肤也。甚则喘咳者，肺主气，其性刚劲，邪击其肺，故声音于外咳而喘。浮大，心脉。浮大而涩者，肺脉也，因知肺邪干心也。

何以知中湿得之？

然。当喜汗出不可止。何以言之？肾主湿，入肝为泣，入心为汗，入脾为涎，入肺为涕，自入为唾。故知肾

邪入心，为汗不可止也。其病身热，小腹痛①，足胫寒而逆，其脉沉濡而大。此五邪之法也。

五脏五液，本经言之详矣。假如心病，何以知中湿而得？中湿乃水湿之蒸气中于人也。肾本属水，性濡湿，外受水湿之气而蒸，故中湿为肾之邪，且肾主五液，汗是心之液也。心受肾之温②邪，故令汗出不止。身热，本心火所主。小腹痛、足胫寒冷，肾之候也。沉濡，肾之脉。大，心之脉也。是知肾邪干于心也。

五十难曰：病有虚邪，有实邪，有贼邪，有微邪，有正邪，何以别之？

然。从后来者为虚邪，从前来者为实邪，从所不胜来者为贼邪，从所胜来者为微邪，自病者为正邪。别，彼列反。

五脏各有五邪，今且以心脏言之，假如心火当旺之时，反见肝木之脉，是从后来，木生火，母来生我，故为虚邪。如见脾土之脉，是从前来，火生土，我去生子，故为实邪。如见肾水之脉，是从我所不胜者，心不胜肾，鬼来克我，故为贼邪。如见肺金之脉，是从我所胜，火克金，是夫克妻，故为微邪。如无他邪，但见心脉之甚者，是正经自病，故为正邪，是谓之五邪也。余脏仿此而推。

何以言之？假令心病，中风得之为虚邪，伤暑得之为

---

① 其病身热，小腹痛：《难经本义》作"其病身热而小腹痛。"
② 温：据文义当作"湿"。

正邪，饮食劳倦得之为实邪，伤寒得之为微邪，中湿得之为贼邪。

今以上文心病为例，如因中风得之，是肝木生心火，母来生我，为虚邪也。伤暑得之，暑属心火，正经自病，为正邪也。饮食劳倦得之，心火生脾土，我去生子，为实邪也。伤寒得之，火克肺金，我克他，为微邪也。中湿得之，肾水克心火，鬼来克我，为贼邪也。

五十一难曰：病有欲得温者，有欲得寒者，有欲得见人者，有不欲得见人者，而各不同，病在何脏腑也？

然。病欲得寒，而欲见人者，病在府也；病欲得温，而不欲见人者，病在脏也。何以言之？府者，阳也。阳病欲得寒，又欲见人。脏者，阴也。阴病欲得温，又欲闭户独处，恶闻人声。故以别知脏腑之病也。

处，上声。恶，去声。别，彼列反。

腑，阳也。脏，阴也。阴阳消息，其证各殊。腑之病阳，主乎动而应乎外，故喜冷而欲见人。脏之病阴，主乎静而应乎内，故喜温而恶闻人声也。此乃分别脏府之病。

五十二难曰：腑脏发病，根本①等不？

然。不等也。

何②？

卷之五 一〇三

---

① 根本：谓始末起止。《广雅·释诂一》："本、根，始也。"《广韵·混韵》："本，木末。"

② 何：《难经本义》同本书，《难经集注》为"其不等奈何"，当从。

然。脏病者，止而不行，其病不离其处；府病者，彷佛贲响，上下行流，居处无常。故以此知脏府根本不同也。离，去声。处，上去声，下上声。

等，犹同也。脏属阴，主乎静，故病不动移，是不离其处也。腑属阳，主乎动，故病仿佛贲冲，行流上下，居止无常之定处也。此论脏腑发病根本之不同也。此章与五十五难互相发明。

五十三难曰：经言七传者死，间脏者生，何谓也？

然。七传者，传其所胜也。间脏者，传其子也。何以言之？假令心病传肺，肺传肝，肝传脾，脾传肾，肾传心，一脏不再伤，故言七传者死也。

间，去声，下同。

七传者是相克之道，传于我之所克者也。间脏者说见下文。今以心病为例，余病仿此。假如心之病，自心之始，相次而传，六传至心，心当再传肺，肺乃不受再传，是谓一脏不再伤，故言七传者死也。

间脏者，传其所生也。假令心病传脾，脾传肺，肺传肾，肾传肝，肝传心，是子母相传，周而复始，如环无端，故言生也。复，扶又反。

间脏者，是与七传之脏相间而传也，此相生之道，故言不死。

五十四难曰：脏病难治，腑病易治，何谓也？

然。脏病所以难治者，传其所胜也；腑病易治者，传

其子也。**与七传、间脏同法也。**_{难，平声。易，去声。}

脏病难治，与七传同法，所以难治。府病与间脏同法相传，所以易治也。与前难同意。

五十五难曰：病有积有聚，何以别之？

然。积者，阴气也。聚者，阳气也。故阴沉而伏，阳浮而动。气之所积名曰积，气之所聚名曰聚。故积者，五脏所生。聚者，六腑所成也。积者，阴气也，其始发有常处，其痛不离其部，上下有所终始，左右有所穷处；聚者，阳气也，其始发无根本，上下无所留止，其痛无常处，谓之聚。故以是别知积聚也。_{离，云声①。别，彼列反。}

积聚，癥瘕、癖块也。脏属阴，阴沉而静，其脉亦沉而伏，主病在内，脏气之所积而成病曰积，其病各有常处。如肝在左，则积亦在左胁。肺在右，则积亦在右胁。心在脐上，肾在脐下，脾在中脘，各脏之积，各随其处，是谓上下有终始，左右有穷处，故痛不离其部位。府属阳，阳浮而动，其脉亦浮而动也，主病在外，府气之所聚而成病曰聚。其病始发无根本，往来上下无定止，故痛亦无常处也。与五十二难同意。

五十六难曰：五脏之积，各有名乎？以何月何日得之？

然。肝之积名曰肥气，在左胁下，如覆杯，有头足。

---

① 云声：据理，当为"去声"。

久不愈，令人发咳逆，痎疟①，连岁不已。以季夏戊己日得之。何以言之？肺病传于肝，肝当传脾，脾季夏适王，王者不受邪，肝复欲还肺，肺不肯受，故留结为积，故知肥气以季夏戊己日得之。

令，平声。痎，音皆。王，去声，与旺同，以下并同。

肥气者如肉肥甚之状。肝居左，故病发于左胁下，久而不愈，令人咳逆、痎疟。咳逆，哕逆也。肝受肺之邪，当传与脾，脾正值旺，虽不受其传致肝自病，缘脾旺止十八日，不久而衰，终被肝邪之所侵，脾胃必虚，故发咳逆。痎疟，寒热如期也。间日而发者曰痎，连日而发者曰疟。肝应东方而生风，故痎疟如日从东升，常旦依期而见，如风之来，有发有止也。肝应春，为万物始生之时，故小儿多有此病。

心之积，名曰伏梁，起脐上，大如臂，上至心下。久不愈，令人病烦心。以秋庚辛日得之。何以言之？肾病传心，心当传肺，肺秋适王，王者不受邪，心复欲还肾，肾不肯受，故留结为积。故知伏梁以秋庚辛日得之。令，平声，下同。

伏梁者，伏而不动，如屋之梁也。病发于脐上心之部位也。烦心，心闷而烦也。

脾之积，名曰痞气，在胃脘，覆大如盘。久不愈，令

---

① 痎：同"痎"。《字汇·疒部》："痎，同痎"。痎疟，疟之总称。《说文》云："痎，二日一发疟也。盖疟多二日一发者，因为之总称耳。"

人四肢不收，发黄疸，饮食不为肌肤。以冬壬癸日得之。何以言之？肝病传脾，脾当传肾，肾以冬适王，王者不受邪，脾复欲还肝，肝不肯受，故留结为积，故知痞气以冬壬癸日得之。_{痞，扶鄙反。}

痞者，否塞而不通也。脾在中央，其病在胃脘，绕脐而环也。脾主四肢，故主四肢不收。黄，脾之色。疸，湿热也。脾受湿热则饮食不为肌肉，故发黄疸，或成消中。此因脾积久不愈而致。

肺之积，名曰息贲，在右胁下，覆大如杯。久不已，令人洒淅寒热，喘咳发肺郁。以春甲乙日得之。何以言之？心痛①传肺，肺当传肝，肝以春适王，王者不受邪，肺复欲还心，心不肯受，故留结为积，故知息贲以春甲乙日得之。_{淅，音析。}

洒淅，恐惊之貌。息贲者，言其或息而或贲起也。肺居右，故病发于右胁下。肺主皮毛，肺积久不愈，令人皮肤之间森然而寒，翕然而热，故谓之洒淅寒热，非大寒热也。肺主气故喘，邪击其肺故咳嗽，久而肺郁也。郁，一本作壅。

肾之积，名曰贲豚，发于少腹，上至心下，若豚状，或上或下无时。久不已，令人喘逆，骨痿少气。以夏丙丁日得之。何以言之？脾病传肾，肾当传心，心以夏适王，

① 痛：据文义当为“病”。

王者不受邪，肾复欲还脾，脾不肯受，故留结为积，故知贲豚以夏丙丁日得之。此是五积之要法也。瘘，音委。

贲，奔也。心积曰伏梁，言伏而不动也。肾积曰贲豚，言动而不伏，如豚之奔也。肾居下，故其病发于少腹，久不愈，令人咳逆。肾是肺之子，子病母必忧，故喘逆而少气。肾主骨，故骨痿弱而不能行动也。此难说五积大要之法。

五十七难曰：泄凡有几？皆有名不？

然。泄凡有五，其名不同，有胃泄，有脾泄，有大肠泄，有小肠泄，有大瘕泄，名曰后重。瘕，音加。

五泄之证，说见下文。

胃泄者，饮食不化，色黄。

胃主腐熟水谷，以分清浊，输其精气于脾，脾乃散于五脏六腑，秽浊糟粕而归大肠。今胃气弱，因受寒邪，不能腐熟水谷，乃径传授于大肠，故泄黄色，米谷皆完出而不化也，是为胃泄。

脾泄者，腹胀满，泄注，食即呕吐逆。

胃虽腐熟水谷，清浊已分。今脾虚受邪，因而腹胀，不能散胃之精气于五脏六腑，只留在胃中。胃中气满，故食下而呕逆，使其精气混合，秽浊糟粕同归大肠而泄下也，是为脾泄。

大肠泄者，食已窘迫，大便色白，肠鸣切痛。窘，渠诊反。使，平声。

窘迫，极急逼迫之意。大肠，肺之腑，故色白。肠虚则鸣，肠寒则痛。大肠有寒邪之气，所以食未毕而速急要去大便，而泄白色，肠鸣而割痛也，是为大肠泄。

小肠泄者，溲而便脓血，少腹痛。溲，所鸠反。便，平声，下同。

溲，小便也。小肠，心之腑，心主血，故小便利而大便泄脓血。小肠在少腹，既受寒邪则少腹而痛也，是为小肠泄。

大瘕泄者，里急后重，数至圊而不能便，茎中痛。此五泄之要法也。数，入声。圊，七正反。茎，音行。

瘕者，聚也。圊，厕也。水谷糟粕皆从大肠而传送，大肠下口则广肠与膀胱也。大肠糟粕传送于广肠，水液则施化于膀胱。今大肠有寒邪则里急，欲速传糟粕于广肠而出，广肠有热气瘕聚，遂隐闭秽浊则后重，虽数欲去大便而秽浊不能出肛门也。大肠、广肠俱受病，近于膀胱，致水液出少，茎中因涩而痛也，是为大瘕泄。大瘕即痢也。然分赤白二证，赤者热，白者寒也，谓大肠受寒邪之甚。大肠，肺之腑，故色白。广肠受热气之极，热主火，故色赤。寒邪、热气俱甚则赤白相杂，是皆寒热之邪气肠中相抟而成也。

此一难说五泄之法。

五十八难曰：伤寒有几？其脉有变不？

然。伤寒有五，有中风，有伤寒，有湿温，有热病，

有温病。

有汗恶风者，谓之中风，即伤风也。无汗恶寒者，谓之伤寒。一身尽痛者谓之湿温。冬感于寒，至夏方发，谓之热病。感不时之气而病，一岁之中，长幼皆相似者，谓之温病，即疫疬也。

其所苦各不同。中风之脉，阳浮而滑，阴濡而弱。湿温之脉，阳浮而弱，阴小而急。伤寒之脉，阴阳俱盛而紧涩。热病之脉，阴阳俱浮，浮之而滑，沉之散涩。温病之脉，行在诸经，不知何经之动也，各随其经所在而取之。

苦，病苦也。阴阳，指尺寸也。伤风之脉，阳浮而滑。风伤于卫，故阳浮于上，滑是风脉，故头痛而恶风。阴濡而弱者，缘伤其风邪在外不在内，故阴濡而弱也。伤寒之脉，阴阳俱盛，谓尺寸一般紧，是寒伤于荣。涩是主无汗也。热病之脉，阴阳俱浮，是尺寸俱浮。轻手按，浮而滑，心伤热也。重手按之，沉而散涩，是津液虚少也。温病者，"温"当作"瘟"，乃四时不正之气。春当温而反寒，夏当热而反凉，秋当冷而反热，冬当寒而反温，非其时而有其气，故病长幼皆相似，此则时行之瘟疫，非谓春之温病也。其证亦分阴阳六经，与伤寒无异。当审其病在何经，随其所在以治之。

伤寒有汗出而愈，下之而死者；有汗出而死，下之而愈者，何也？

然。阳虚阴盛，汗出而愈，下之即死；阳盛阴虚，汗出而死，下之而愈。

此言阴阳者，谓病在表为阳，病在里为阴也。邪之初中人，始在皮肤，发热恶寒，是表有邪而里未有邪，是阳虚阴盛也，故宜汗之而愈，若误下之则死。或表不解，邪气则传里，不恶寒反恶热，烦躁谵语，是邪在里，为阴虚阳盛也，故当下之而愈，若误汗之则死。《伤寒论》云：桂枝下咽，阳盛则毙；承气入胃，阴盛乃亡[1]。此汗、下之误也。

寒热之病，候之如何也？

然。皮寒热者，皮不可近席，毛发焦，鼻槁[2]，不得汗；肌寒热者，皮肤痛，唇舌槁，无汗；骨寒热者，病无所安，汗注不休，齿本槁痛。 槁，古者反。

皮寒热者，邪之初中人，始入肺经，肺主皮毛，开窍于鼻，故皮不可近席。毛发焦燥而鼻干槁不得汗也。肌寒热者，邪入为脾，脾主肌肉，开窍唇口。脾既受邪，津液不能温于肉，以营乎唇口，故皮肤肌肉痛，唇口燥干而舌槁，无汗也。骨寒热者，骨属肾，肾主液，齿乃骨之余。肾之有邪，不能主液，则汗妄注不休。骨受寒热，其齿不荣而槁，故病无所安也。

---

① 桂枝下咽……阴盛乃亡：语见《伤寒论·伤寒例》。
② 槁：干燥。《说文·木部》："槁，木枯也。"

卷之六

五十九难曰：狂癫之病，何以别之？

然。狂之始发，少卧而不饥，自高贤也，自辩智也，自贵倨也，妄笑好歌乐，妄行不休是也。癫病始发，意不乐，直视僵仆，其脉三部阴阳俱盛是也。别，彼列反，下同。倨，音锯。好，去声。乐，音洛。僵，音姜。仆，音副。

阴阳相和为平，阴阳偏胜为病。阳邪内甚而发越于外者，曰重阳。重阳者狂，阳动而阴静，故少卧。邪甚于内，故不饥，妄自高能，强辨是非，尊贵倨傲，对空歌乐，登高逾垣，弃衣而走者是也。阴邪内甚，淫溢于外者，曰重阴。重阴者癫。癫，倒也。阴主乎静，故病之发，不语不乐，默然直视而癫倒也。覆面而癫曰仆，仰面反张曰僵。三部俱阳脉之甚，狂也；三部俱阴脉之甚，癫也。

六十难曰：头心之病，有厥痛，有真痛，何谓也？

然。手三阳之脉，受风寒，伏留而不去者，则名厥头痛；入连在脑者，名真头痛。其五脏气相干，名厥心痛；其痛甚，但在心，手足青者，即名真心痛，其真心痛者，旦发夕死，夕发旦死。

手三阳之脉皆从手走至头，三阳之经受风寒伏留，冲上于头而痛，名曰厥头痛。若非经之风寒，其邪自风府而入于脑髓，则痛连入脑，四肢厥冷，名曰真头痛也。心为君主，故不受邪。五脏皆属于心，五脏之气或干于心而痛者，非正心之痛，乃心包络痛也。心既不受邪，其痛但在心而痛甚者，是心自痛，必手足青色而厥，此名真心痛也。本经云"其真心痛者"，"真"字下当有"头痛"二字，盖阙文也。真头痛、真心痛二者，皆旦发夕死，夕发旦死，喻其不可治也。

六十一难曰：经言望而知之谓之神，闻而知之谓之圣，问而知之谓之工，切脉而知之谓之巧，何谓也？

望其色以知其病曰神，闻其声以知其病曰圣，问其所欲何味以知其病曰工，切其脉以知其病曰巧，是谓四知也。

然。望而知之者，望见其五色，以知其病。闻而知之者，闻其五音，以别其病。问而知之者，问其所欲五味，以知其病所起所在也。切脉而知之者，诊其寸口，视其虚实，以知其病，病在何脏腑也。

五色，青属肝，赤属心，黄属脾，白属肺，黑属肾。假令肝病见青色，肝自病。见赤色，心乘肝也。此谓望色而知其病也。五音，歌、哭、呼、笑、呻之五声也。假令病人好歌者，知脾病。好哭者，知肺病。此谓闻声而知其病也。五味者，肝喜酸，肺喜辛，肾喜咸，心喜苦，脾喜甘，此为问所欲食味而知其病也。假令诊脉之浮沉迟数、滑涩长短、阴阳虚实、至数多寡，以知病在何脏腑，此谓切脉而知其病也。古人云：医有四知，此之谓也。本经独言诊其寸口者，一难云独取寸口，以决五脏六腑死生吉凶之法也。

经言以外知之曰圣，以内知之曰神，此之谓也。

听其声闻于外者，以知其病，故曰圣。观其形色，以知内腹之疾者，曰神。如此之谓软。

六十二难曰：脏井荥有五，腑独有六者，何谓也？

然。腑者，阳也。三焦行于诸阳，故置一俞，名曰原。腑有六者，亦与三焦共一气也。俞，输，去声。

脏井荥有五，谓井、荥、俞、经、合也。腑井荥有六，谓井、荥、俞、原、经、合也。以三焦为原气之别使，主持原气之气而通行于诸阳，故又别置一俞而名曰原，所以腑有六者，与三焦共一气也。

六十三难曰：《十变》言：五脏六腑荥合皆以井为始者，何也？

然。井者，东方春也，万物之始生，诸蚑①行喘息，蜎②飞蠕动，当生之物，莫不以春生，故岁数始于春，月数始于甲，故以井为始也。蚑，去智反。蜎，音渊。蠕，音软。

"月"字当作"日"。纪氏曰：甲乙丙丁十变言五脏六腑之荥合。今皆以井为始者，为井属东方木也，木者，春也。春为万物发生之始，至于诸蚑，方为喘息。蜎飞小虫，方始蠕动。草木蛰虫，当生之物，莫不以春而生，故

---

① 蚑：虫名。
② 蜎：指蚊子的幼虫。

一岁之始起于春。日之数始于甲，甲乙亦木之属于春也。荥、俞、经、合所以井为始者，亦应木之春也。

六十四难曰：《十变》又言，阴井木，阳井金；阴荥火，阳荥水；阴俞土，阳俞木；阴经金，阳经火；阴合水，阳合土。阴阳皆不同，其意何也？

然。是刚柔之事也。阴井乙木，阳井庚金。阳井庚，庚者，乙之刚也。阴井乙，乙者，庚之柔也。乙为木，故言阴井木也。庚为金，故言阳井金也，余皆仿此。

井荥十变是十干，五行相生相克之理也。故阴井木生阴荥火，阴荥火生阴俞土，阴俞土生阴经金，阴经金生阴合水。阳井为金，阳井金生阳荥水，阳荥水生阳俞木，阳俞木生阳经火，阳经火生阳合土。此五行之道，母子相生之义。阴井木者，乙也。阳井金者，庚也。乙与庚为刚柔也。甲与己为刚柔，丙与辛为刚柔，丁与壬为刚柔，戊与癸为刚柔。此阴阳相克制、刚柔相配合，夫妇之道。今井荥阴阳之不同，其此之谓欤。

六十五难曰：经言所出为井，所入为合，其法奈何？

纪氏曰：井者之名，谓终日常汲未尝损，终日泉注未尝益。今言所出为井者，为其有常，不损不益，其经常如此而出也。所入为合者，言经脉自此而入脏，与诸经而相合也。

然。所出为井，井者，东方春也，万物始生，故言所出为井。所入为合，合者，北方冬也，阳气入脏，故言所入为合也。

井应东方木，如四时之春也。当春之时，万物始生，经自井出，如万物之始生，故言所出为井。合者，经之入也，应北方，如四时之冬也。当冬之时，万类深脏，蛰虫固密，阳气于此入脏，而得与诸经相会，故言所入为合也。

六十六难曰：经言肺之原出于太渊，心之原出于太陵①，肝之原出于太冲，脾之原出于太白，肾之原出于太溪，少阴之原出于兑骨②，胆之原出于丘墟，胃之原出于冲阳，三焦之原出于阳池，膀胱之原出于京骨，大肠之原出于合谷，小肠之原出于腕骨。十二经皆以俞为原者何也？

然。五脏俞者，三焦之所行，气之所留止也。

三焦所行之俞为原者，何也？

然。脐下肾间动气者，人之生命也，十二经之根本也，故名曰原。三焦者，原气之别使也，主通行三气③，经历于五脏六腑。原者，三焦之尊号也，故所止辄为原。五脏六腑之有病者，皆取其原也。使，去声。

纪氏曰：十二经之俞，皆系三焦所行气留止之处。然三焦所行，以俞为原者，假原气以名之也。原气隐于肾

---

① 太陵：《灵枢·九针十二原》作"大陵"。
② 兑骨：掌后锐骨，指神门穴。
③ 三气：上、中、下三焦之气。

间，寂然不动，乃为人之生命，十二经之根本。三焦者，即原气之别使也。且下焦禀原气，原气者，即真元之气也。上达于中焦，主受五脏六腑水谷精悍之气，化而为荣卫。荣卫之气得真元之气相合，主气通行，达于上焦，入肺经，自肺经始，经历五脏六腑也。盖原者乃三焦尊号之名，故三焦所行留止之处，辄为原也。若五脏六腑之有病，皆取之于原者，谓原为生气之根原①故也。

六十七难曰：五脏募皆在阴，而俞在阳者，何谓也？

然。阴病行阳，阳病行阴，故令募在阴，俞在阳。募，音暮。

纪氏曰：腹属阴，背属阳。募在腹，故为阴。俞在背，故为阳。阴病生于内而行于外者，即阴行阳也，故阳俞在背。阳病生于外而行于内者，即阳行阴也，故阴募在腹也。募俞穴法，载在图内。

六十八难曰：五脏六府，各有井荥俞经合，皆何所主？

然。经言所出为井，所流为荥，所注为俞，所行为经，所入为合。井主心下满，荥主身热，俞主体重节痛，经主喘咳寒热，合主逆气而泄。此五脏六腑井荥俞经合所主病也。

纪氏曰：水行地中，众流叶应。经脉之行亦如此也。

---

① 原：通"源"。起源，根本，根由。《礼记·孔子闲居》："必达于礼乐之原。"

今井者若水之原，水始出其原，流之尚微，故谓之荥。水上而注下，下复承而流之，故谓之俞。水行经而过者，故谓之经。经过于此，乃入于脏腑，与众经相会者，故谓之合。按《素问》云：六经为川，肠胃为海也[①]。井为木，应肝，肝有邪，主心下满，故治之于井。荥为火，应心，心主热，心有邪，主身热，故治之于荥。俞法土，应脾，主四肢，脾有邪，故体重节痛，宜治俞穴。经法金，应肺，肺有邪，得寒则咳，得热则喘，宜治于经。合法水，应肾，肾气不足，则气逆而上，水注下泄，宜治之于合也。

六十九难曰：经言虚者补之，实者泻之，不实不虚，以经取之。何谓也？

然。虚者补其母，实者泻其子，当先补之，然后泻之。不实不虚，以经取之者，是正经自生病，不中他邪也，当自取其经，故言以经取之。中，去声。

虚者补其母。假如肝虚，可补肾而益其肝。肾是肝之母，故言母能令子实。如肝实，可泻心而损其肝之子，故言子能令母虚也。自取其经，谓春脉弦多，是肝脏正经自病，故言不实不虚，当于足厥阴少阳之经而施补泻焉。"当先补之"、"然后泻之"，此两句之义非，有阙误，必衍文也。

---

① 六经为川，肠胃为海：语见《素问·阴阳应象大论》。

七十难曰：经言春夏刺浅，秋冬刺深者，何谓也？

然。春夏者，阳气在上，人气亦在上，故当浅取之；秋冬者，阳气在下，人气亦在下，故当深取之。

此四时用针浅深之法。

春夏各致一阴，秋冬各致一阳者，何谓也？

然。春夏温，必致一阴者，初下针，沉之，至肾肝之部，得气，引持之，阴也。秋冬寒，必致一阳者，初内针，浅而浮之，至心肺之部，得气，推内之，阳也。是谓春夏必致一阴，秋冬必致一阳。内，音纳。推，他堆反。

致，取也。春夏时温，必致一阴者，初入针五分，即沉之，至肾肝之部，俟得气，乃引针而持之，至于心肺之分，使阴气以和阳也。秋冬时寒，必致一阳者，初内针三分，浅而浮之，当心肺之部，俟得气，推针而内之，以达于肾肝之分，使阳气和于阴也。

七十一难曰：经言刺荣无伤卫，刺卫无伤荣，何谓也？然。针阳者，卧针而刺之；刺阴者，先以左手摄按所针荣俞之处，气散乃内针。是谓刺荣无伤卫，刺卫无伤荣也。内，音纳。

荣为阴，卫为阳。荣行脉中，卫行脉外。用针之法，故有浅深。然针阳必卧针，谓阳轻浮，若过之，恐伤荣也。刺阴者，先以左手摄按所刺之穴，良久气散，乃内针，不然恐伤卫也。"无"、"毋"通，谓禁止之辞。

七十二难曰：经言能知迎随之气，可令调之，调气之

方，必在阴阳，何谓也？<small>调，上平声；下去声。</small>

迎者，迎其气之方来未盛，故夺而泻之。随者，随其气之方去而未虚，故济以补之。补泻之法，在乎调气。调气之方，必察乎阴阳也。

然。所谓迎随者，知荣卫之流行，经脉之往来也。随其逆顺而取之，故曰迎随。调气之方，必在阴阳者，知其内外表里，随其阴阳而调之，故曰调气之方，必在阴阳。

迎随在乎调气，是知荣卫之流行、经脉之往来随其气之逆顺。病在何经，随所在以调治之。此调气之方也。内为阴，外为阳。表为阳，里为阴。必察其病在阴在阳，随其阴阳虚实而施补泻也。阳虚阴实则补阳泻阴，阳实阴虚则泻阳补阴。俱实俱虚则随其阴阳补泻也。此所谓调气之方，必在阴阳也。

七十三难曰：诸井者，肌肉浅薄，气少，不是①使也，刺之奈何？

然。诸井者，木也；荥者，火也。火者，木之子，当刺井者，以荥泻之。故经言补者不可以为泻，泻者不可以为补。此之谓也。

诸经之井皆在手足梢肌肉浅薄处，不足以补泻，今当泻井，可只泻其荥。井为木，荥为火，火乃木之子，谓实则泻其子也。故引经为证，补者不可为泻，泻者不可为

---

① 是：据文义当为"足"。

补也。

七十四难曰：经言春刺井，夏刺荥，季夏刺俞，秋刺经，冬刺合者，何也？

然。春刺井者，邪在肝；夏刺荥者，邪在心；季夏刺俞者，邪在脾；秋刺经者，邪在肺；冬刺合者，邪在肾。

其肝心脾肺肾而系于春夏秋冬者，何也？

然。五脏一病，辄有五也。假令肝病，色青者肝也，臊臭者肝也，喜酸者肝也，喜呼者肝也，喜泣者肝也。其病众多，不可尽言也。四时有数，而并系于春夏秋冬者也。针之要妙，在于秋毫者也。

病证之众多，不可尽言，岂止声、色、味、臭、液五者而已。然五脏之病，邪气所干，皆系春夏秋冬及井荥俞经合之所属。用针之妙，补母泻子，其法精微，在于秋毫之间者也。

七十五难曰：经言东方实，西方虚，泻南方，补北方，何谓也？

然。金木水火土，当更相平。东方木也，西方金也。木欲实，金当平之；火欲实，水当平之；土欲实，木当平之；金欲实，火当平之；水欲实，土当平之。东方者肝也，则知肝实，西方者肺也，则知肺虚。泻南方火，补北方水。南方火，火者，木之子也；北方水，水者，木之母也，水胜火，子能令母实，母能令子虚，故泻火补水，欲令金不得平木也。经曰：不能治其虚，何问其余，此之谓也。

平者，适中也，无太过、不及之谓也。五行胜负则有太过、不及之患。假令东方实，肝木之实也。西方虚，肺金之虚也，是金之不及，故不能平乎木之太过也。欲得其平者，虽泻南方火补北方水，火是木之子，夺子之气，使子不得食母之有余，则无太过。水是金之子，益子之气，使子不残食于母，则金无不及之患，然后金乃可得而平木，使无偏胜，自然两平矣。若不能治肺金之虚，焉能平其肝木之实也欤？

"金不得平木"，"不"字衍文。

七十六难曰：何谓补泻？当补之时，何所取气？当泻之时，何所置气？

然。当补之时，从卫取气；当泻之时，从荣置气。其阳气不足，阴气有余，当先补其阳，而后泻其阴；阴气不足，阳气有余，当先补其阴，而后泻其阳。荣卫通行，此其要也。

补则取卫之气以补虚处，泻则从荣弃置其气而不用也。然人之病虚实不同，补泻之法亦异。若阳气不足、阴气有余，则先补其阳，而后泻阴以和之。阴气不足、阳气有余，则先补阴，而后泻阳以和之，则荣卫自然通行矣。补泻之法见下篇。

七十七难曰：经言上工治未病，中工治已病者，何谓也？

然。所谓治未病者，见肝之病，则知肝当传之与脾，故先实其脾气，无令得受肝之邪，故曰治未病焉。中工治已病者，见肝之病，不晓相传，但一心治肝，故曰治已病。治、令，并平声。

相传是传经之法，详见五十三难。

七十八难曰：针有补泻，何谓也？

然。补泻之法，非必呼吸出内针也。内，入声。

纪氏曰：呼尽而内针、吸而引针者为补，吸则内针、呼尽出针为泻。今此言补泻之法，非必呼吸出内针而已，谓得气之来而出入为补泻也。说见下文。

然①。知为针者，信其左；不知为针者，信其右。当刺之时，必先以左手厌②按所针荣俞之处，弹而努之，爪而下之，其气之来，如动脉之状，顺针而刺之。得气推而内之，是谓补；动而伸之，是谓泻。不得气，乃与男外女内；不得气，是谓十死不治也。厌，入声。弹，平声。下，上声。推，他堆反。内，音纳。"女内"之"内"，如字。治，去声。

善针者信用左手，不知针法者自右手起也。当针之时，以左手厌按所针之处，以右手弹而努之，使脉气之来甚，爪而下之。欲置针准，当其气之来如动脉之状，应于左手之下，然后循针而刺之，待气应于针下，因推入至荣俞，是为补也。得气便摇转而出之，是为泻也。若停针候

---

① 然：《难经本义》无。
② 厌：压也。

气，久而不至，则与男外女内不得气一般，故皆不可治。男外女内者，男为阳，气甚于外，女为阴，气甚于内。男子轻手按其穴，浅其针而候卫气之分；女子重手按其穴，深其针而候荣气之分。过时而气皆不至，不应手者，是阴阳气尽也。

七十九难曰：经言迎而夺之，安得无虚？随而济之，安得无实？虚之与实，若得若失；实之与虚，若有若无。何谓也？

补泻之道，以平为期。迎而夺之，谓取其荣气而泻其实者，不可使太虚。随而济之，谓从卫取气而济益不足之经，出针而扪其穴，此补之道，亦不可使太实。若过其中，则泻其实者而使之反虚，补其虚者而使之反实，是若得若失也。若有若无者，谓经脉之气来，多少冥昧而不知，是若无也；经气已至，豁然神悟，是若有也。

然。迎而夺之者，泻其子也；随而济之者，补其母也。假令心病，泻手心主俞，是谓迎而夺之者也；补手心主井，是谓随而济之者也。所谓实之与虚者，濡牢之意也。气来实牢者为得，濡虚者为失，故曰若得若失也。

迎者迎于前，随者随其后。假令心病，心火也，土为火之子。心之实则泻手心主之俞大陵穴。实则泻其子，是迎而夺之也。木为火之母，心之虚则补手心主之井中冲穴。虚则补其母，是随而济之也。实之与虚、牢濡之意者，谓补其虚可止于平，而气来牢实者是为若得也；谓泻其实亦可止于平，而至于气濡虚者是为若失也。若持针不能明其牢濡者，故有若得若失之患。

八十难曰：经言有见如入，有见如出者，何谓也？

然。所谓有见如入者，谓左手见气来至，乃内针，针入见气尽，乃出针，是谓有见如入，有见如出也。内，音纳。见，并音现。

针之出入，必随气之往来，如左手按穴，待气来至，方且入针，候其应尽而出针也。

八十一难曰：经言无实实虚虚，损不足而益有余。是寸口脉也？将病自有虚实也？其损益奈何？然。是病，非谓寸口脉也。谓病自有虚实也。假令肝实而肺虚，肝者木也，肺者金也，金木当更相平，当知金平木。假令肺实故知肝虚①，微少气，用针不补其肝，而反重实其肺，故曰实实虚虚，损不足而益有余。此者中工之所害也。令，平声。重，平声。

"是病"二字必衍文。肝实而肺虚，金当平木，已详见七十五难。若肺实肝虚，则当泻金而补木也。用针者乃不补其肝而反补其肺，此所谓实其实，虚其虚，损不足，益有余，故杀人必矣。中工，庸常之工，犹言粗工也。

---

① 假令肺实故知肝虚：《难经本义》作"假令肺实而肝虚"。可从。

校注后记

熊宗立（约 1409—1482），字道宗，号道轩，别号勿听子，福建建阳人。其始祖唐代兵部尚书熊秘曾建鳌峰书院，故自称"鳌峰后人"。熊宗立出生于医学世家，其祖熊鉴精医。熊宗立自幼多病，喜读医书，从熊鉴学医。年长后又随刘郯学习校书、刻书及阴阳、医卜之术，学术底蕴颇为厚实。壮年后，从事医疗活动以及医书的撰著、校注、刻印工作，共出版医学书籍 20 余种。

一、《勿听子俗解八十一难经》的作者

熊宗立（约 1409—1482），字道宗，号道轩，别号勿听子，福建建阳人。其始祖唐代兵部尚书熊秘曾建鳌峰书院，故自称"鳌峰后人"。熊氏出生于医学世家，自幼多病而好读医书，从刘剡学习校书、刻书、阴阳医卜之术。及长，承其祖业，擅长医道，深入社会行医，医术精湛，声名日噪，成为有名的医家。壮年后，从事医书的著述、校注和刻印工作，从而成为一位专刻医学书籍的刻书家。

据现存有关记载，熊氏校勘整理医书 11 种，注释及增补医书 7 种，自撰医书 6 种，共刊刻医书至少 24 种，182 卷，内容涉及《内经》《难经》《伤寒论》等中医经典著作的释疑解惑之作及脉学、药性、妇儿科临证医学著作。熊氏采用多种形式编注印行，如类证、俗解、注释、附遗、补遗等。其代表性著作有刊刻于明正统二年（1437）

的《勿听子俗解脉诀》，刊刻于明正统五年（1440）的《新编妇人良方补遗大全》和《类证注释钱氏小儿方诀》，明天顺二年（1458）的《伤寒必用运气全书》，明成化八年（1472）的《勿听子俗解八十一难经》等。

二、《勿听子俗解八十一难经》的版本源流

《勿听子俗解八十一难经》撰写于明正统三年（1438），刊刻于明成化八年（1472），是明代较有成就的《难经》注本之一。1536 年，日本人谷野一柏翻刻了该书。目前国内未见原刻本，现日本早稻田大学图书馆、北京大学图书馆、中国中医科学院图书馆、上海医学会图书馆藏有日本宽永四年（1627）翻刻的明成化八年鳌峰中和堂本。早稻田大学图书馆、中国中医科学院图书馆所藏本卷首 1 卷为"新刊八十一难经纂图隐括"，并绘有图表；正文 6 卷。北京大学图书馆、上海医学会图书馆所藏本只有正文 6 卷。上述四家图书馆所藏本之正文 6 卷在内容及格式上完全相同。中医古籍出版社曾于 1983 年影印发行了中国中医科学院所藏明成化八年鳌峰中和堂本。

该书还可见于一些医学全书的汇辑本，如《续四库全书》。《续四库全书》一书中医古籍出版社曾影印发行（1983），上海古籍出版社也曾影印发行（1995），上海图书馆、上海中医药大学图书馆均藏有上述影印本。

版本的具体情况：中国国家图书馆藏本为四卷，半页八行，每行一十七字，白口，四周单边栏，单鱼尾，4 册。

日本早稻田大学图书馆等图书管藏本为六卷，半页十一行，每行二十一字，黑口，四周双边栏，双鱼尾，2册。通过对比可见，本书可能现存两个不同版本，因中国国家图书馆把该书列为善本，停止借阅，故未能得见。

三、《勿听子俗解八十一难经》所涉及的部分《难经》注家及注本

1. 纪天锡《集注难经》

纪天锡，金代医家，字齐卿，泰安人。早年弃进士业，学医，精于其技，遂以医名世，获授医学博士。纪氏于金大定十五年（1175）撰《集注难经》五卷。他收集吕广、杨玄操、高成德、丁德用、王宣正等五家之注，又驳其义。原书已佚，今台北故宫博物院善本书库中藏有日本考古斋抄本一册。本书未见流传。

2. 李駉《黄帝八十一难经纂图句解》

李駉，字子桂，号晞范子，南宋人。《黄帝八十一难经纂图句解》成书于宋咸淳五年（1269），共8卷，简称《难经句解》，又名《难经图解》。现存最早者为元刊本，书名《新刊晞范句解八十一难》八卷。日本静嘉堂所藏其影印本，已收入日本的《难经古注集成》中，此外尚有七卷本，收入《道藏》中。

四、《勿听子俗解八十一难经》的主要内容

1. 图释难经，别具一格

图释是辅助释义的一种手段，包括各种图形、图表。

鉴于中医学的部分理论古奥而抽象，采用图释对中医理论进行说解无疑会使其变得形象而易明。正如熊宗立在其《难经图说》中云："书图之设，所以彰明其义，使人易晓也。"

本书卷首为《新编勿听子俗解八十一难经图》，绘有解释《难经》的图表。熊氏在《难经图说》云："经之难八十一章，凡可作图者，悉图之，纂成二十八幅，依经序次着之编首，读者可参考也。"以之与《难经本义》之图相较，其中"关格覆溢之图"、"脏腑阴阳寒热图"、"色脉相胜相生图"、"荣卫清浊升降图"、"肝肺色象浮沉图"、"七传间脏之图"、"手足阴阳井荣俞经合刚柔配偶图"（《难经本义》作"手足阴阳荣俞刚柔配遇之图)、"补水泻火之图"八图基本相同，据此可知熊宗立作图时曾参考滑寿之图，两者属于同一系统。

2. 注音释词，力求俗解

熊氏对于《难经》中的某些字义、词义及主要内容都作了较通俗的解释，并对一些多音字、古体字、易混字的读音作了标注，便于学习者诵读。如"一难"注释"难"为"难，去声，设问之辞"。"三十四难"注"藏"时指出，"五藏之藏，去声；余藏字并平声"。

对于《难经》原文中前后颠倒，文理不顺，或错简脱漏之处，熊氏也明确指出，并加以更正。如"十四难"论述脉有根本时，"譬如人之有尺，树之有根"，熊氏指出：

"譬如二字当在人之有尺下"。"十八难"提及三部九候主病时，熊氏指出"此一节当是十六难答辞，错简在此。"再如"二十难"在谈到脉有伏匿问题之后，又见"重阳者狂，重阴者癫，脱阳者见鬼，脱阴者目盲"文字，熊氏也明确指出："此节当在五十九难，错简在此。"

熊氏根据自己的体会，用浅显的文字，对《难经》的主要内容逐条作注，真可谓芟繁择粹、从俗易解。著名医史学家傅维康在《中国医学史》中评此书"通俗易懂，对初学《难经》者颇有帮助"。

3. 旁征博引，溯本求源

虽为俗解《难经》，但熊氏依然坚持依据《内经》《伤寒杂病论》等中医经典著作，从理论和实践上来阐释《难经》。如"十六难"论述"假令得肺脉"之"内外证"时，熊氏注释为"白乃肺之色，肺有病，其色现于面。鼻为肺之窍，肺受风寒通于鼻，故喜嚏。肺在志为悲，在声为哭……肺主皮毛，受风寒则洒洒恶寒，渐渐发热，言在皮毛之表而不在里也。"熊氏之注释主要依据于《内经》有关肺的论述。再如关于如何分别脏腑之病，"九难"认为"数者，腑也；迟者，脏也。数则为热，迟则为寒。诸阳为热，诸阴为寒。故以别知脏腑之病也"。熊氏引用《伤寒论》"太阳、阳明、少阳，三阳受病属腑，腑为阳，阳主热也。太阴、少阴、厥阴，三阴受病属脏，脏为阴，阴主寒也"，指出"是知诸阳为热，诸阴为寒。寒则脉迟，热则脉数，故可别知脏腑之病"。

在依据经典的同时，熊氏还参考其他注家的注释进行发挥，力求使古奥的《难经》成为通俗易解的医学普及读本。熊氏在注释中直接提及的注家有"晞范"，即晞范子李駉，曾句解《难经》。多次提及"纪氏"，即纪天锡，曾作《集注难经》。本书除了参考滑寿之部分《难经》图以外，注文中也有直接引用《难经本义》之内容。如"十二难"之注文，"冯氏谓此篇当在六十难之后，以用针补泻之类相从也"。再如"十四难"在解释"至于收病也"，熊氏注为"于收二字，当作脉之二字"，注文的内容和观点均来源于《难经本义》。

总之，《勿听子俗解八十一难经》系为初学者而作，熊氏用通俗化语言解析《难经》，或图文互参，或引经据典，使《难经》的精义通俗生动地展示在后人面前，为中医经典的通俗化做出了积极的贡献。以前本书只有中医古籍出版社的影印本流传，随着本书简体横排本的校注、整理出版，必将为学习和研究《难经》者提供有益的借鉴。

总 书 目

I

诊　法

针灸推拿

本　草

方　书

卫生编

袖珍方

仁术便览

古方汇精

圣济总录

众妙仙方

李氏医鉴

医方丛话

医方约说

医方便览

乾坤生意

悬袖便方

救急易方

程氏释方

集古良方

摄生总论

辨症良方

活人心法（朱权）

卫生家宝方

寿世简便集

医方大成论

医方考绳愆

鸡峰普济方

饲鹤亭集方

临症经验方

思济堂方书

济世碎金方

揣摩有得集

亟斋急应奇方

乾坤生意秘韫

简易普济良方

内外验方秘传

名方类证医书大全

新编南北经验医方大成

临证综合

医级

医悟

丹台玉案

玉机辨症

古今医诗

本草权度

弄丸心法

医林绳墨

医学碎金

医学粹精

医宗备要

医宗宝镜

医宗撮精

医经小学

医垒元戎

医家四要

证治要义

松厓医径

扁鹊心书

素仙简要

慎斋遗书

折肱漫录

丹溪心法附余

IV

V